감기는 굶어야 낫는다

감기는 굶어야 낫는다

초판 1쇄 발행   2022년 1월 31일

지은이   조기성
펴낸이   정혜윤
디자인   김태욱
일러스트   조윤주
펴낸곳   SISO

주소   경기도 고양시 일산서구 일산로635번길 32-19
출판등록   2015년 01월 08일 제 2015-000007호
전화   031-915-6236
팩스   031-5171-2365
이메일   siso@sisobooks.com

ISBN   979-11-89533-94-6 (13150)

감기는 굶어야 낫는다

조기성 지음

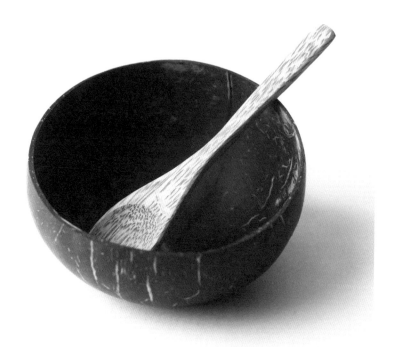

들어가며

　우리 인체는 스스로 음양의 균형 상태를 유지하는 능력을 갖고 있다. 음과 양이 넘치지도 모자라지도 않게, 또한 한쪽이 과도하게 커지는 것을 견제하며 조화롭게 몸의 건강을 유지한다. 그러나 스스로 음양의 균형을 맞추는 데는 한계가 있어서, 더 이상 음양의 균형을 맞추지 못하면 어느 순간부터는 이상 신호가 나타나고, 인체는 이를 통해 자신의 상황을 외부로 표출한다.

　예를 들어, 과식을 하면 체하거나 설사를 하고 심하면 토하기도 한다. 이를 음양의 관점에서 보면, 위장은 양(陽)이고 음식은 음(陰)이므로 과식을 하여 음이 많아지면 인체가 이를 내보내어 음양을 맞추려는 것이다. 또한 상한 음식이나 체질에 맞지 않는 음식을 먹으면 피부에 알레르기가 생긴다. 이는 내부 장기의 이상을 밖으로 나타내는 신호이다. 이렇게 어쩌다 한번 음양의 조화가 깨진 것이라면 금방 회복할 수 있지만 오랜 기간에 걸쳐 지속적으로 조화가 깨졌다면 이것이 결국에는 질병이란 형태로 나타나게 된다.

동양의학은 이러한 음양적인 관점에서 인체 구조가 유기적(有機的)으로 연관되어 있다는 인식으로부터 출발한다. 인체의 생화학 반응이나 물리적 운동이 음양오행(陰陽五行)이라는 기본 원리에 의해 유기적으로 정돈된 상태에서 작용한다고 보는 전체관(全體觀)이다. 반면에 서양의학에서는 생명 활동이 이루어지는 과정을 과학을 바탕으로 한 해부학적 방법에 기초해 귀납적(歸納的)으로 인식한다. 이런 차이로 인해 동양의학은 인체의 부분적 구조나 기능을 인식하지 못하는 단점이 있지만, 전신적 생화학 반응과 물리적 작용에 대해 현대생리학이 알지 못하는 많은 부분을 설명해 주기도 한다. 이렇듯 분석적이고 과학적인 접근을 통해 병을 가려내는 서양의학과 전체적인 생명체의 조화를 이루고자 하는 동양의학은 근본적으로 차이가 있다.

지난 200여 년 동안 근대 문명을 서양이 주도해왔다. 서양 제국주의가 비서양 지역을 무력으로 침략한 후에 역사의 기준을 '문명 대 비문명'의 이분법으로 재단했다. 결과적으로 '서양 중심주의'라는 거대한 물결 속에 서양의 기준으로 모든 것을 바꾸는 것이 문명화, 근대화, 세계화였다. 이러한 흐름에 따라 의학도 과학의 발달을 동반한 서양의학에 비해 동양의학이 가리워진 면이 있으나 동일한 인체생리를 다르게 인식하는 두 의학은 서로 다르며, 각각의 장점과 단점을 가지고 있다고 보아야 한다.

　동양의학적 관점에서의 노화는 인간에게 일어나는 자연현상이므로 이를 그대로 받아들여야 한다. 하지만 현대인은 의학기술을 이용하여 극복하려 하고 이는 오히려 여러 부작용을 야기하기도 한다. 예를 들어, 노인이 되어 시력이 떨어지면 덜 보아야 하는데 안경을 껴서 눈을 혹사하다 보면, 안구 건조, 백내장, 녹내장 등 안질환이 생긴다. 청력이 떨어지면 덜 들어야 하는데, 보청기로 인해 청력의 사용이 과도해져서 이명, 치매, 신경과 환자가 늘어난다. 치아가 빠지면 적게 먹어야 하는데, 틀니를 껴서 음식을 많이 먹게 되어 위염, 위암, 대장암 환자가 늘어난다. 정력이 떨어지면 성관계를 피해야 하나 비아그라를 복용하여 성관계를 자주 하다 보면 신음(腎陰)이 떨어져 비뇨기과 질환과 허리에 이상이 생긴다.

　가볍게 기침을 하거나 세수를 하다가 허리를 삐는 경우가 있다. 어느 날 갑자기 이유 없이 허리가 아파 오기도 한다. 이것은 몸이 무리되고 있으니 휴식을 취하라는 인체의 자구(自救)적인 표현이다.

　동양의학에서 대자연의 기본은 음양에 있다. 음양은 정반대의 성질을 가지면서도 절대 떨어질 수 없는 양면성을 가지고 목

(木), 화(火), 토(土), 금(金), 수(水)라는 오행(五行)으로 변화되어 순환·반복된다. 우리 인체는 작은 우주로서 이러한 음양과 오행의 변화를 몸에서 유지하며 자연과 함께 할 때 진정한 건강을 찾을 수 있다.

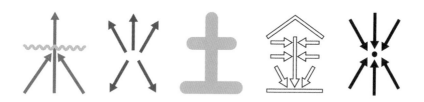

우리가 먹는 음식도 맹목적으로 좋은 음식과 건강한 음식의 기준을 세워 선택할 것이 아니라 음양의 상대성 관찰을 통해 선택하는 것이 좋다.

즉, 우리의 주요 먹거리에도 차가운 것과 더운 것이 있고, 습함과 건조함, 수렴과 발산의 성질이 있다. 동물은 머리가 양(陽)이지만 식물은 아래가 양(陽)이다. 고기를 먹지 않아야 하는 체질이 있고, 고기를 먹어도 소고기, 돼지고기, 닭고기를 구분해서 섭취하고, 야채도 배추와 무를 구분하고, 곡류도 쌀, 보리, 밀가루의 성질이 다르다. 사계절이 뚜렷한 이 땅에는 계절에 따라 자연에서 얻어지는 먹거리의 성질이 다르기 때문이다.

음식의 조합에서도 삶은 달걀을 소금에 찍어 먹는 것, 찐 고구마를 김치와 함께 먹는 것, 생랭한 회를 고추냉이에 찍어 먹는 것, 냉면에 찐 달걀과 겨자를 넣는 것 등이 모두 음양의 조화를 위한 것이다.

인체의 건강 유지의 근본은 인위적인 조절보다는 자연으로의 회귀에 있다. 유기체인 인간에게는 본능적으로 자연과의 조화 속에 살고자 하는 욕구가 숨겨져 있다. 인스턴트식품, 비닐하우스 농산물, 비료, 농약, 식품첨가물, 유전자조작 식품, 성장호르몬으로 키운 가축 등은 인간의 성격과 체질도 변하게 한다.

필자는 지난 30여 년간을 약국에서 약사로 근무하며, 의약분업 이전 시대와 이후 시대의 전문약과 일반약, 약국 한약과 한약제제, 건강기능식품군 등을 취급하면서 복합적인 직능의 일들을 경험해 왔다. 여러 변화 속에 나름 공부하고 사고하며 쌓은 경험을 이 책에 정리하고자 하였으나 그 깊이에 있어서는 읽는 이에게 송구할 뿐이다.

현대의학과 동양의학은 질병을 치료함에 있어서 충분히 상호 보완적인 요소를 가지고 있기에 서로 소통해야 인체의 근본적인 질병치료에 다가갈 수 있다. 그러나 사회제도의 모순에 따른 각 직종의 이권다툼으로 인해 통합치료의 길이 험난해지며 학문의 교류가 점점 없어지고 심지어는 서로의 영역을 비하하는 현실이 너무나 안타깝다. 이에 비해 중국이나 일본에서는 통합치료의 방법들이 많이 연구되어 실현되고 있다.

이런 와중에 시대는 평균수명의 연장에 걸맞는 건강의 질과

정보를 요구하기에, 필자는 동·서양의학을 아우르는 학문의 장에 작으나마 마중물이 되기를 소망하며 책을 펴내게 되었다. 혼란 속에는 항상 새로운 의미들이 담겨져 있다. 이 책이 그 새로운 의미들을 알려주는 책이 되기를 바라는 마음도 있다. 하지만 필자의 짧은 지식으로는 해결할 수 없는 많은 문제들이 있음을 고백하며 현대의학과 동양의학의 전문가들이 모여서 통합적으로 질병을 연구하는 그날을 기대해본다.

Contents

Contents

Part 1

쉽게 풀어보는 음양오행과 우리 몸

사람의 몸에서
음양을 구분한다

　　　　동양철학의 근본이 되는 음양론으로 볼 때 자연에는 음과 양이 공존하면서 모든 것이 조화롭게 공생한다. 즉, 빛과 어둠, 하늘과 땅, 해와 달, 여름과 겨울, 낮과 밤, 불과 물, 산과바다, 위와 아래, 더움과 추움, 동(動)과 정(靜), 밝음과 슬픔 등과같은 개념이 음양을 나타낸다. 이것은 독립되고 구분된 것이 아니라 함께 존재하는 일원(一元)성의 개념이다. 또한 음과 양은 서로 대립하는 것처럼 보이지만 실제로는 서로를 기반으로 의존하고 있다. 음양의 의존성이다.

　　사람도 자연의 일부로서 남자와 여자로 나뉘며, 인체 내에서도 음양이 상대성, 일원성, 의존성의 원칙을 가지고 조화롭게 오장육부를 운행한다. 구분해 보면, 인체의 겉은 양이고 안은 음이며, 뒤(등)는 양이고 앞(배)은 음이다. 또 손등과 손바닥, 우와 좌, 정자와 난자, 교감 신경과 부교감 신경, 세로토닌과 멜라토닌, 에스트로겐과 프로게스테론 등과 같이 우리 몸에는 유무(有無) 형의 양음이 존재한다.

'장부'에서도 양은 육부(六腑)이고 음은 오장(五臟)인데, 여기서 부(腑)는 속이 빈 관이란 뜻으로 음식이 들어왔다 나가는 통로를 의미하고, 장(臟)은 음식물의 영양을 흡수하여 저장한다는 뜻이다. 몸에서 흐르는 경맥도 음의 성질인 오장의 경맥은 몸의 안쪽으로 흐르고, 육부의 경맥은 바깥쪽으로 흐른다. 무서운 상황에 맞닥뜨렸을 때 사람이 몸을 움츠리게 되는 것도 양으로 음을 보호하기 위한 무의식적인 반사행동이다.

기혈(氣血)의 생리 면에서 본다면 기는 양으로서 활동이고, 혈은 음으로서 영양물질이다. 기는 영양물질을 만들어내는 동력이고, 혈은 기능 활동을 하는 자원이 되어 서로 뗄 수 없는 의존성을 가지고 있다.

인체를 배꼽 기준으로 보면 위가 양이고 아래가 음이다. 남성은 양이므로 상체가 발달해 어깨가 벌어지는 형상이고, 여성은 음이므로 하체가 발달해 엉덩이가 큰 형상이다. 이에 따라 전통적으로 입었던 우리 한복도 남자는 바지를 입고 대님을 매며 여자는 치마를 입고 앞가슴 위에서 끈을 묶는 음양적인 이유가 있다. 남자는 양이므로 하늘의 기운인 천기(天氣)를 받는데, 양기는 발산하고 퍼지는 작용이 강하므로 하늘에서 받는 양기의 손실을 방지하기 위해 바지를 입고 대님까지 맨다. 여자는 음이라 땅에서 올라오는 지기(地氣)를 받기 위하여 넓은 치마를 입었으며, 받는 지기가 하늘로 올라가는 것을 막기 위해 치마로 가슴을 묶은 것이다.

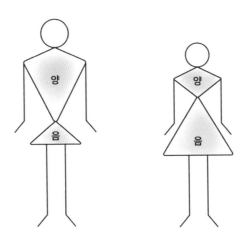

　　음양을 몸으로 이해했던 우리 선인들의 지혜이지만, 다른 나라에서도 문화의 차이에 따른 패션은 달라도 이러한 자연의 이치를 드러내는 점에 있어서는 다르지 않다.

　　만약 남자가 치마를 입는다고 상상해보라! 당연히 양기의 손실이 많아 정력 감퇴나 사타구니에 땀이 차는 낭습증으로 고생할 것이다. 그렇다고 꼭 쪼이는 바지를 입어서도 안 된다. 남자의 고환은 정자의 생성을 돕기 위해 통풍이 잘 되어야 하고 다른 인체 부위에 비해 상대적으로 낮은 온도를 유지해야 하는데, 이에 장애가 되기 때문이다. 고환의 생김새가 쭈글쭈글한 것도 표면적을 넓혀서 열의 발산을 돕기 위함이다. 따라서 남성미가 돋보이는 꽉 끼는 속옷은 피하는 것이 좋다. 여자 또한 바지를 즐겨 입는다면 습기가 발산되지 않아서 질염과 냉대하로 고생할 것이다. 그렇다고 한겨울에도 짧은 치마를 입거나 배꼽티를 즐겨 입으면 습기와 냉기가 만나 하체가 냉해지므로 생리불순, 불임 등이 오게 된다. 무엇이든 지나치면 병이 생기는 법이다.

사람을 자세히 관찰해보면 양적인지 음적인지를 구분할 수 있다. 양적인 사람은 말과 행동에 기세가 있고 더위를 많이 타고 땀을 많이 흘리며 성질이 급하고 다혈질이다. 음적인 사람은 기세가 없고 추위를 많이 타며 내성적이고 참을성이 많다.

목을 기준으로 보면 머리가 양이고 몸통은 음이다. 때문에 머리가 큰 사람이 양적이고 반면에 몸이 큰 사람은 음적이다. 동물들도 머리가 큰 사자나 호랑이가 양의 동물이고, 머리보다 몸이 큰 코끼리, 돼지, 양, 오리, 쥐 등은 음의 동물이다. 사람의 얼굴은 전체가 양이기 때문에 옷을 안 입어도 기온의 변화를 이길 수 있다. 얼굴색이 검은 사람은 양인데, 신수(腎水)가 부족하기 때문에 상대적으로 열이 많아 검어진 것이다. 따라서 얼굴이 검은 사람은 정력도 약하다.

얼굴을 옆으로 보았을 때 앞으로 나와 있으면 양적이고 들어가 있으면 음적이다. 이목구비 중에도 튀어나와 있는 코와 귀는 양의 기관인 반면, 눈과 입은 음의 기관이다. 때문에 코와 귀가 큰 사람일수록 양적인 기운이 강하고, 미의 기준에서도 여성은 음의 기관인 입이 예뻐야 하고 남성은 양의 기관인 코가 잘생겨야 매력이 있다.

상대적으로 보면 같은 양이라도 귀는 위로 향하므로 양, 코는 아래로 향하므로 음이고, 같은 음이라도 눈은 상부가 움직이므로 양, 입은 아래가 움직이므로 음이다. 음이었던 눈이 다른 관점에서 양으로 변하는 것은 음양의 역동(逆動)성이기도 하다.

눈은 옆으로 길고 가늘게 생긴 눈이 기가 있고 양적인 반면에, 둥근 눈은 음적이다. 때문에 둥근 눈의 소유자는 겁이 많다는 속설이 나오는 것이다. 입은 윗입술이 나오거나 발달하면 양적이고 아랫입술이 크거나 발달하면 음적이다. 동물도 윗부리나 위턱이 발달한 맹금류나 상어가 포악하고 공격적인 성격이라면, 아랫부리나 아래턱이 발달한 초식동물이나 명태는 방어적이며 순한 편이다.

양	머리	검은 피부	나온 옆얼굴	귀 - 양 코 - 음	가는 눈	윗입술
음	몸통	흰 피부	들어간 옆얼굴	눈 - 양 입 - 음	둥근 눈	아랫입술

이와 같이 자신의 체질을 음양적인 면에서 이해하여 건강을 관리하는 것이 도움이 되는 이유는 우리가 살아가는 자연의 모든 것이 음양의 조화로 이루어져 있기 때문이다.

우리가 먹는 음식에도 음양이 있으므로 자신의 체질에 맞는 식재료를 선택하는 것이 바람직하다. 양적인 사람은 음의 성질이 강한 음식이 좋고, 음적인 사람은 양의 성질이 강한 음식이 좋다 (영양제에도 음양이 있다 참조). 색깔에서도 붉은색 계열의 옷은 양의 파장이 나오므로 열이 많은 양적인 체질은 피하는 것이 좋지만 유난히 추위를 많이 타는 체질에게는 좋다. 반면에 푸른색 계열의 옷은 양적인 체질에 좋은 옷이라 할 수 있다.

약국에 오는 고객 중에 얼굴이 검고 유난히 더위를 잘 타는, 사회 활동을 아주 많이 하는 중년의 남성분이 있었다. 언제부터인가 스트레스를 받으면 두통이 온다면서 두통약을 자주 구매해 가기 시작했다. 행색을 자세히 눈여겨 관찰해보니, 안경테를 금테로 바꿨고 두터운 금목걸이를 하고 있었다. 금의 양적인 성질을 설명하고 경계시키니 그 자리에서 바로 목걸이를 벗었는데, 얼마 후에 다시 방문해 금목걸이도 팔고 안경테도 새로 바꾸니 두통이 거의 없어졌다며 신기해했다.

금은 양이고 은은 음이다. 때문에 양의 기운이 강한 사람은 금으로 된 안경테, 금이빨, 금목걸이 등을 상체에 지니면 몸에 해롭다. 비록 사소하다 생각할 수 있는 부분도 그 원리를 알면 건강을 지키는 지혜가 될 수 있다.

참고로 체질을 음과 양으로 나누는 데 있어서 주의해야 할 점이 바로 '실열(實熱)'과 '허열(虛熱)'이다. 극단적으로 손발이 차서 못 견디겠다며 여름에도 꼭 양말을 신어야 하는 사람이 찬물은 벌컥벌컥 들이켜는 경우가 있다. 이런 현상은 인체 내부의 열이 아주 강해 안에서 꽉 뭉치게 되면 팔다리나 피부에까지 열이 도달하지 못하기 때문에 생기게 된다. 반대로 손발에 열이 나고 얼굴에 열이 올라 아주 더워하는 사람이 찬물을 전혀 못 마시거나 찬물로 입만 축이는 경우가 있다. 이런 현상은 몸이 너무 냉해서 이를 따뜻하게 데우려는 인체의 자구적인 노력이 일시적으로 표면의 열로 나타난, 이른바 '가짜 열' 때문이다. 그러나 허열은 대체로 미세한 열이 지속되며 얼굴에는 열이 오르는데 손발이나 아랫배는 차다. 이를 잘못 판단한다면 오히려 역효과가 나게 되니 조심해야 한다. 참으로 인체는 신비한 생명체다!

맛에도
기운이 있다

지금은 먹을 것이 넘쳐나는 시대라서 맛이 즐거움의 수단이 되었지만, 먼 옛날 인간이 먹을 것을 찾아 산과 들을 돌아다녀야만 했을 시대에서의 맛은 생존을 책임지는 역할을 했다. 즉, 자연물 중에 먹거리를 발견하면 맛을 보고 먹을 것과 먹어서는 안 될 것을 구분했다. 하지만 맛의 본질은 영양이므로 결국에는 무엇보다도 우리 몸에 필요한 성분이 많은 먹거리가 선택되었을 것이다.

전통의학에서는 오랜 세월에 걸쳐 우리 몸의 각 장부마다 영양을 주는 맛이 따로 있음을 알게 되었고, 그 '장부에 필요한 영양을 제공하는 능력'이 맛있는 음식이 갖추어야 할 가장 기본적인 요소가 되었다.

요즘 소위 '매운맛 마니아들' 사이에는 매운맛으로 유명한 식당을 방문하는 것이 열풍인 듯하며, 좀 더 매운 것을 잘 먹는 것이 자랑거리인 양 SNS 등에 경험담이 넘쳐난다. 또한 '단짠단짠'에 매료되어 헤어나지 못하는 사람들도 많은데, 그들은 보통의 맛감각을 가진 사람들과는 달리 너무나 강한 맛들을 평온하게 즐긴다. 이와는 다르게 매운맛과 짠맛을 견디지 못하는 사람들도 있고, 전에는 신 것을 좋아했는데 이제는 먹기가 힘들어졌다고 하는 사람들도 흔히 본다.

　『동의보감』에 '각 오장육부와 맞는 맛은 해당 장부를 편안하게 하고 돕는 성질이 있지만 지나치면 해당 장부를 실(實)하게 만든다'라는 표현이 있다. 여기서 '실(實)'은 '너무 많아 넘쳐 흐른다'는 의미로 해당 장부를 상하게 한다는 뜻이며, 이는 어떤 장부가 약하면 해당하는 맛을 더욱 좋아하게 되지만 장부가 너무 약해지거나 맛이 지나치게 강하면 오히려 그 맛을 거부하게 되는 것을 뜻한다. 이러한 이유로 위의 경우처럼 특정한 맛을 지나치게 즐겨 하거나 이와는 반대로 거부하는 현상들이 생길 수 있는 것이다.

　이는 우리가 먹는 음식에도 음양오행이 있어서 5가지의 맛(五味), 즉 신맛, 쓴맛, 단맛, 매운맛, 짠맛은 이를 주관하는 오장(五臟), 즉 간장, 심장, 비장, 폐장, 신장의 기운에 영향을 주기 때문이다. 현대인들이 매운맛에 열광한다거나 단맛이나 짠맛에 중독되는 이유는 이 맛을 통해 해당 장부를 자극하여 기운을 올리고 스트레스를 해소하려는 몸의 본능인 것이다.

이번 글에서는 이러한 맛과 오장과의 관계를 오행에 근거해서 설명하고 이에 따른 섭생법에 대해 서술하고자 한다. 여기에서, 오미는 자연의 맛이어야 몸에 이롭다. 이러한 맛들은 자신이 처한 환경에서 살아남으려고 싸우고 적응한 생명의 기억을 가지고 있기 때문이다. 쓴맛도 봄나물의 쌉싸름한 맛, 신맛도 과일의 시큼한 맛, 된장의 짜면서도 구수한 맛 등 가능한 한 자연의 맛을 기준으로 한다.

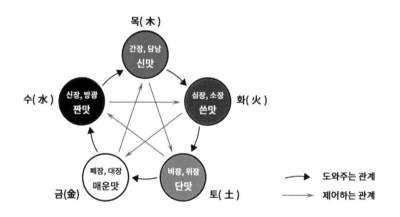

신맛

신맛은 오행의 목(木)에 속해서 간장과 담낭의 기운을 올려 주므로 간장이 약해지면 신맛의 음식을 찾게 된다.

신맛의 성질은 수렴작용을 하여 끌어당기고 흘러나가는 것을 고정시키므로 몸에서 진액이 밖으로 새어 나가는 것을 막아서 기침, 땀, 설사, 단백뇨 등에 좋다. 임신부가 신 음식을 좋아하는 것은 자라는 목(木)의 기운으로 태아를 키우려 함이고 신맛의 수렴작용이 자궁으로 몸의 영양소를 모으기 때문이다. 남성에게 좋다고 알려진 산수유도 시큼한 맛으로 남자의 정액이 새어나가지 않도록 해준다.

신맛은 또한 상큼한 생기와 자극을 주므로 봄철에 간장의 기운이 떨어져서 춘곤증이 생길 때 새콤한 달래무침이나 돌나물과 같은 봄나물을 먹으면 좋다. 강한 신맛은 막힌 것을 뚫어주는데, 체했을 때 매실 엑기스를 먹거나 예전 연탄가스 중독에 신 김칫국물, 동치미 국물 등을 써서 의식을 되돌리려 했던 이유다. 특히 담즙분비를 도와 단백질 소화에 도움이 되므로 고기 먹고 체했을 때 좋다.

신맛의 수렴하며 결속하는 성질은 영양을 모으므로 몸이 마르고, 손발이 차고, 피부가 건조한 사람에게는 좋으나 뚱뚱하고, 열은 많지만 땀이 나지 않는 사람들에게는 좋지 않다. 또한 일반적인 감기에는 좋으나 열이 많은 감기에는 열이 발산되지 못하므로 주의해야 한다.

몸에 이롭다고 신맛 나는 음식을 너무 많이 먹는 것은 주의해야 한다. 오행론의 목극토(木剋土) 원리에 따라서 지나친 신맛(木)은 단맛(土)을 중화시키기 때문인데, 몸에서 단맛이 부족해지면 비장이 약해져서 위장병이 생긴다.

신맛의 음식은 흔히 쓰이는 식초와 신맛의 곡류, 과일, 채소 등이 있으며, 김치도 신 김치, 다섯 가지의 맛 중 신맛이 가장 강한 오미자도 이에 속한다. 해열진통제 중 아스피린이 신맛을 가지고 있으므로 간장이 약한 사람은 아세트아미노펜보다 아스피린을 복용하는 것이 좋겠다(오장의 관리 : 간장에 좋은 음식 참조).

쓴맛

쓴맛은 오행의 화(火)에 속해서 심장과 소장의 기운을 올려주므로 심장이 약해지면 쓴맛의 음식을 찾게 된다.

쓴맛은 아래로 내리고 습을 제거하는 성질이 있다. 따라서 우리 몸에서는 늘 열이 생기는 심장의 화와 열을 내려주어 흥분을 가라앉히며 혈관의 염증을 없애주기도 한다. 쓴맛이 나는 녹차나 블랙커피를 마시면 눈과 머리가 맑아지는 이유이다. 또한 소장의 열을 내리고 습을 말려 소화를 도와준다. 약국에서 쓴맛의 황련과 황백이 함유된 정로환®이라는 제품이 장염 치료제로 오랫동안 팔리는 이유이기도 하다.

병에 걸렸을 때 입맛이 쓴 것은 머리까지 올라온 열을 내려주어 병을 낫게 하려는 몸의 자연스런 반응이다. 실제로 입맛이 쓸 때 사용하는 한약재들의 대부분은 쓴맛이 난다. 또한 쓴맛은 침을 분비하게 해서 소화를 도우므로 밥을 살짝 태운 '숭늉'을 식후에 먹는 이유이다. 입맛이 돌아오고 기운을 끌어 올리므로 쌉싸름한 맛의 취나물, 곰취, 씀바귀 등은 봄에 입맛 없을 때 좋고, 여름에는 익모초, 수수 등의 음식이 약해지는 심장의 피로를 풀어주며, 과일 중에도 속이 붉은 살구, 자몽 등이 여기에 속한다 (오장의 관리 : 심장에 좋은 음식 참조).

하지만 오행론의 화극금(火尅金) 원리에 따라 지나친 쓴맛(火)은 매운맛(金)을 중화시켜서 폐장이 약해지므로 주의해야 한다.

체질에서 보면, 쓴맛의 열을 내리고 습을 제거하는 성질은 열이 많고 뚱뚱한 사람에게는 좋으나 냉하거나 마른 사람에게는 좋지 않다.

단맛

단맛은 오행의 토(土)에 속해서 비장과 위장 등 소화기관의 기운을 올려주므로 소화기관이 약해지면 단맛의 음식을 찾게 된다.

단맛의 성질은 몸을 보(補)하고 자양하며 긴장을 완화하여 자율신경을 안정시킨다. 따라서 긴장할 때 단것을 먹으면 뭉친 근육의 긴장이 풀어지고 기분도 좋아진다. 음식점에서 단맛의 디저트가 나오는 것은 소화를 위해 위장의 기운을 올리기 위함이며, 노인들이 단맛의 박하사탕을 좋아하는 것도 노화로 약해진 위장의 기운을 올리기 위함이다.

비장은 혈액의 생성과 순환도 담당하므로 생리 전후에 여성들이 단 것을 찾게 되는 것 역시 비장을 보양하려는 본능적인 행위이다. '코로나바이러스 감염증'으로 인해 필자도 약국에서 하루 종일 마스크를 착용하고 있으면 입에서 단내가 난다. 입을 오래 다물고 있거나 몸이 아픈 경우에도 입에서 단내를 느낄 수 있다. 입은 비·위장과 통하는 얼굴의 기관이기 때문에 입을 닫고 있으면 비·위장의 단내가 모이는 것이다.

하지만 지나친 단맛(土)은 오행론의 토극수(土剋水) 원리에 따라 짠맛(水)을 중화시키는데, 몸에서 짠맛이 부족해지면 신장과 관계된 질환이 생긴다. 주방에서도 음식을 할 때 음식이 너무 짜면 설탕을 넣는 원리가 여기에서 나온 것이다. 또한 지나친 단맛은 비·위장에 열을 발생시켜 위염, 위산과다 등의 위장병이나 당뇨병이 생기게 하므로 주의해야 한다. 현대인들은 어려서부터 단맛에 중독되어 있어서 이로 인한 건강상의 피해는 심각하다. 단맛의 음식들은 혀를 마비시키고 뇌의 쾌감중추를 자극한다.

특히 단맛 중에 인공적인 것은 영양소 없이 에너지원으로만 사용되기 때문에 인슐린 저항성과 혈액순환장애를 일으키고 칼슘을 빼앗아 몸을 산성으로 만들기 때문에 저항력을 떨어뜨린다. 사탕, 과자, 빵, 아이스크림, 초콜릿, 콜라, 사이다 등이 대표적인데, 식당에서도 맛을 내기 위해 설탕과 조미료를 많이 사용한다. 이 맛에 버무려진 음식들은 첫맛은 달지만 끝맛은 텁텁하다. 텁텁한 맛은 혀와 몸을 마비시키므로 이를 해결하기 위해 식후에 물을 많이 마시게 된다.

단맛의 음식에는 설탕이나 꿀처럼 직접적인 당류도 있지만, 기장이나 흰쌀을 씹을 때 나오는 단맛, 양배추나 당근이 익으면 나는 단맛 등이 몸의 음기(陰氣)를 키우는 좋은 단맛이다(오장의 관리 : 비·위장에 좋은 음식 참조).

매운맛

매운맛은 오행의 금(金)에 속해서 폐장과 대장의 기운을 올려주므로 폐장이 약해지면 매운맛의 음식을 찾게 된다.

매운맛의 성질은 몸을 따뜻하게 해주고 뭉친 것을 풀어주며 발산하는 기운이 있어서 몸 안의 노폐물과 땀을 폐장이 주관하는 피부를 통해 내보낸다. 또한 인체가 스트레스를 받으면 생기는 나쁜 기운을 막힌 구멍을 열어서 내보내는 활력의 맛이기도 하다. 청양고추, 떡볶이, 매운 라면, 마라탕 등이 유행하는 것은 각박한 삶에 스트레스가 쌓인 현대인들이 감정을 분출하는 데 필요한 맛이기 때문이다. 이런 성질 때문에 보약을 먹을 때는 파, 마늘, 무 등을 금해서 몸을 보하는 성분이 빠져나가는 것을 막는다.

감기 초기에 고춧가루를 넣은 콩나물국을 먹거나 생강차, 파 뿌리 달인 물 등을 마시는 것은 몸에 들어온 냉기를 없애기 위한 요법이다. 더구나 콩나물, 파 뿌리, 배 등은 폐장에 좋은 흰색의 음식이다.

하지만 오행론의 금극목(金剋木) 원리에 따라 지나친 매운맛(金)은 신맛(木)을 중화시켜서 간장이 약해지므로 주의해야 한다. 매운맛은 뚱뚱하고 냉한 사람에게는 좋으나 마르고 열이 많은 사람에게는 좋지 않다. 담배도 매운맛에 속하므로 체질에 맞게 흡연하는 것이 좋을 듯하다.

매운맛의 음식에는 고추, 파, 무 등이 있고, 혀끝을 쏘는 느낌의 아린 맛과 화한 맛의 음식도 이에 속한다. 지금은 개량되어서 당도가 높아졌지만 배, 복숭아 등도 원래는 매운맛의 과일들이다 (오장의 관리 : 폐장에 좋은 음식 참조).

짠맛

짠맛은 오행의 수(水)에 속해서 신장과 방광의 기운을 올려 주므로 신장이 약해지면 짠맛의 음식을 찾게 된다.

짠맛의 성질은 굳은 것을 연화(軟化)시키고 아래로 작용하며 부패를 방지한다. 오래전부터 인류는 음식의 부패를 방지하기 위해 음식을 소금에 절여 왔다. 우리 몸에서도 짠맛이 부족해지면 몸이 부패하는데, 이는 균 감염으로 인한 각종 염증이나 피부질환 등으로 나타난다.

짠맛은 미네랄의 맛이며 정제되지 않은 소금의 맛이고 죽염의 맛이다. 미네랄은 신장의 영양제가 되고 위장에서는 위액을 만든다. 무거우므로 인체 내에서는 피를 맑게 하고 열을 내려주어서 고혈압, 당뇨, 열이 치솟는 사람, 관절염 등에 좋다. 그러나 정제된 소금은 미네랄이 빠진 염화나트륨만으로 이루어져 있으므로 오히려 고혈압을 유발하고 신장의 기운을 떨어뜨린다. 이로 인해 단순하게 '저염식(抵鹽食)'이 건강의 지름길인 양 잘못 인식되어 왔는데 이는 짠맛에 대한 오해이다. 바지락이나 모시조개, 낙지 등 갯벌 음식이 몸의 나쁜 독소를 빼내고 신장에 좋은 이유는 바닷물의 미네랄을 흡수하여 짠맛을 가지고 있기 때문이다. 한약에서 많이 쓰이는 녹용도 짠맛이 있어서 신장을 보하고 양기를 북돋운다.

신장은 얼굴에서 귀와 통하는데, 귀가 자주 가렵거나 귀를 자주 후비게 되는 것은 몸이 짠맛의 음식을 달라는 신호이다. 특히 봄철에 귀가 자주 가려운 것은 겨울철에 신장의 영양소인 미네랄이 축적되지 못해서이다. 자연에서는 봄나물이 미네랄을 많이 품고 있는 이유이기도 한데, 실제로 귀가 가려울 때 죽염을 조금 먹어보면 가려움이 금세 없어짐을 느낄 수 있다. 하지만 오행론의 수극화(水剋火) 원리에 따라 지나친 짠맛(水)은 쓴맛(火)을 중화시켜서 심장이 약해지므로 주의해야 한다.

짠맛의 음식에는 소금, 간장 등이 있고, 생선과 조개류는 비린 맛이지만 소금을 넣은 젓갈류는 짠맛으로 분류한다(오장의 관리 : 신장에 좋은 음식 참조).

이상의 5가지의 맛에는 어느 것 하나 중요하지 않은 것이 없다. 따라서 특별한 질환이 없다면 5가지 맛이 골고루 섞여 있고, 자극적이지 않은 담백한 음식을 즐기는 것이 건강을 유지하는 최

맛	작용	기운 나는 장부	과하면 약해지는 장부
신맛	수렴, 생기, 자극	간장	비·위장
쓴맛	열내림, 습제거, 입맛돋움	심장	폐장
단맛	자양, 긴장완화	비·위장	신장
매운맛	발산, 에너지, 활력	폐장	간장
짠맛	연화, 정화, 보양	신장	심장

선의 방법이다. 한쪽으로 치우쳤거나 너무 자극적인 음식을 선호하다 보면 장부의 균형이 깨지고 건강을 잃게 된다. 때에 따라서는 한 가지 맛이 더 당길 때가 있다. 이것은 인체가 선천적으로 약한 장부를 보강하거나, 특정 장부가 약해지면서 떨어지는 기운을 얻기 위해서인데, 이때는 원하는 맛을 조금 더 먹으면 된다.

동양의학에서 오행은 저마다의 특성을 가지고 있지만 중간에서 음과 양의 조절을 하고 있는 것이 토(土)의 기운이다. 따라서 맛에서도 각 장부에 해당하는 한 가지 맛보다는 단맛이 섞인 맛이 더 조화롭고 인체에 기운을 준다. 이 단맛은 인공적인 음식보다는 생명력이 깃들인 자연 속에 들어 있는데, 밥을 오래 씹을 때 나는, 설탕의 단맛과는 다른 깊고 은은한 단맛이 그 맛이다. 강한 신맛보다는 약간 단맛이 들어간 새콤한 맛이 좋고, 강한 쓴맛보다는 쌉싸름한 맛이 좋고, 강한 단맛보다는 달콤하거나 구수한 맛이 좋고, 강한 매운맛보다는 매콤한 맛이 좋고, 강한 짠맛보다는 짭조름한 맛이 좋다. 오미자, 포도, 매실 등 과일의 새콤한 맛, 봄나물의 쌉싸름한 맛, 설탕이나 초콜릿과는 다른 과일의 단맛, 매운 양파나 무에 열을 가하면 생기는 단맛, 바다 생물들의 짭조름한 맛 등이 그 맛이다. 우리말에 맛을 표현하는 많은 단어가 있는 것도 우리 선조들이 그만큼 음식의 맛으로 건강을 생각했기 때문일 것이다.

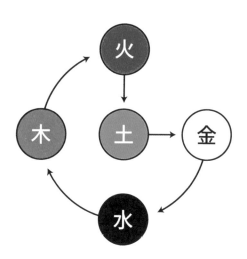

색깔이
몸을 살린다

전통의학에는 얼굴에 나타나는 기(氣)와 색(色)을 살펴 병증을 찾아내는, 이른바 '망진법'이라는 진단 방법이 있다. 안색에 나타나는 감정의 동요나 질병의 기운을 감지해 오장의 건강을 판단하는 것이다. 즉, 오장과 그와 관련된 감정의 변화는 얼굴의 색으로 나타나는데, 간장에 질병이 있거나 분노가 많으면 낯빛이 푸르게 되고, 심장의 질병이나 기쁨은 붉게, 비장의 질병이나 생각이 많은 것은 누렇게, 폐장의 질병이나 슬픔은 하얗게, 신장의 질병이나 공포는 검게 나타난다.

원래 안색은 다섯 가지 색 중에서 어느 한 가지 색만 단순하게 나타나는 것이 아니라 조금씩은 다 표현되지만, 사람마다 체질이나 환경에 따라 고유의 색을 더 많이 띠게 된다. 여기서 각 장부에 해당하는 색이 생기가 있으면 건강한 것이지만 생기 없이 나타나면 해당 장부가 혹사당하고 있다는 뜻이다. 예를 들어, 얼굴에 푸른색이 돌면서 생기가 있으면 간장의 기운이 왕성한 것이지만 생기가 없다면 간장의 기운이 쇠한 것이다. 이러한 색은 원색(原色)을 말하는 것이 아니라 건강한 사람과 비교했을 때의 상대적인 색을 말한다.

우리가 먹는 음식도 색에 따라 고유의 성질이 있기 때문에 이를 오장과 연관시킨다면 건강을 지키는 데 도움이 될 수 있다.

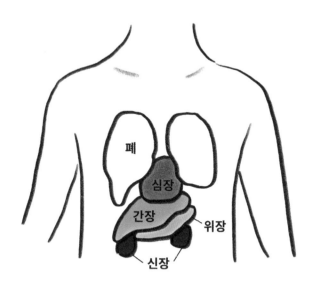

간장과 푸른색

푸른색(녹색, 파란색)은 자연에서 오행의 목(木)에 해당하며, 우리 몸에서는 간장이 木에 속하므로 간장의 기운을 올려준다. 푸른색은 신진대사를 증진시키고 심리적으로는 스트레스와 격한 감정을 차분히 가라앉혀 휴식과 마음의 안정을 도와준다.

감정 중에 분노(怒)를 다스리는 장부가 간장인데, 푸른색은 이를 안정시켜준다. 예를 들어, 스트레스가 많거나 분노가 너무 커지면 간장이 이를 이기지 못하여 간열이 생겨서 불안하고 흥분상태가 되는데, 이때 푸른색의 옷을 입거나 주위를 푸른색으로 만들어 주면 간장의 열이 가라앉아 근육이 이완되고 마음이 진정된다. 푸른 산을 바라보거나 숲속에 들어가면 마음이 편해지는 것도 이 때문이다.

낯빛이 푸르스름하고 생기가 없는 사람은 조그만 일에도 화를 잘 내며 신경질적일 수 있고, 간장 질환이 의심될 수 있다.

푸른색의 양배추, 시금치, 브로콜리, 녹즙, 다슬기 등의 식재료는 간장의 기운을 올려주고, 사계절 중에는 봄철에 간장의 기운이 가장 많이 사용되므로 녹색의 봄나물을 섭취하면 좋다.

심장과 붉은색

붉은색은 자연에서 오행의 화(火)에 해당하는 색이다. 우리 몸에서는 심장이 火에 속하므로 심장의 기운을 올려주며, 심장과 그에 귀속되는 혈관, 혀가 모두 붉은색이다.

감정 중에는 기쁨(喜)이 심장에 귀속되므로 잘 웃는 사람은 심장의 활동이 왕성하고 얼굴이 붉다. 그러나 같은 붉은색도 심장이 약하거나 심장에 질병이 있으면 적자색을 띤다.

얼굴색이 너무 붉거나 웃을 때 얼굴이 빨개지는 사람은 심장병을 조심해야 한다. 이는 심장이 약해져 생기는 허열(虛熱) 때문인데, 허열이 생기면 가슴이 두근거리고 불안하거나 초조하며 건망증과 불면증도 생길 수 있다.

이러한 이유로 순환장애가 있거나 기운이 없는 노인, 우울증 환자는 빨간색 내복을 입으면 좋다. 상승하는 에너지의 변화를 느낄 수 있기 때문이다. 반면 고혈압, 중풍 환자와 얼굴이 붉은 사람에게 빨간색의 옷은 오히려 나쁘게 작용하므로 주의해야 한다.

심장이 약한 아이도 그림을 그릴 때 붉은색을 많이 사용한다.

식재료 중에서는 붉은색의 비트, 토마토, 오미자, 빨간 고추, 수수 등이 심장의 기운을 올려준다.

비장과 노란색

노란색은 자연에서 오행의 토(土)에 해당하는 색이며, 우리 몸에서는 비장과 위장이 土에 속하므로 비·위장의 기운을 올려준다. 비장의 기능이 약해지면 헛배가 자주 부르고 음식을 먹어도 잘 소화되지 않으며 몸이 무거워진다. '비주사말(脾主四末)'이라 하여 사지의 기혈순환을 주관하는 비장이 약해지면 팔다리가 아프거나 저리고 힘이 빠지면서 자꾸만 눕고 싶어진다.

실제로 노란색인 닭똥집은 '계내금(鷄內金)'이라는 한방 소화제로 쓰이고 울금도 소화 장애 개선에 좋다. 사람들이 많이 몰리는 식당에 가보면 벽면이 노란색인 경우를 흔히 보는데, 노란색이 위를 자극하여 식욕을 촉진하는 효과가 있기 때문이다.

감정 중에는 지나친 생각(思)이 비·위장을 약화시키므로, 생각이 많고 얼굴이 수척하며 누런 사람은 소화불량증이나 위염에 자주 노출된다. 자신의 그림에 노란색을 즐겨 쓰던 빈센트 반 고흐가 정신질환과 위장병을 앓았던 것도 우연이 아닐 것이다!

반면 얼굴에 황색을 띠고 생기가 있는 사람은 소화기가 좋고 건강한 사람이다.

노란색의 기장, 카레, 단호박, 오렌지, 당근, 둥굴레 등은 비장과 위장의 기운을 올려주는 대표적인 식재료다.

폐장과 흰색

흰색은 자연에서 오행의 금(金)에 해당하는 색이며, 우리 몸에서는 폐장이 金에 속하므로 폐장의 기운을 올려준다. 흰색은 순수, 아름다움, 시작을 의미하는 색이다. 빛의 삼원(三原)색인 빨강, 파랑, 녹색을 합하면 흰색이 되어 색의 출발을 의미하듯, 폐장이 인체에 맑은 기운을 나눠줘야 인체 활동 역시 시작된다. 엄마의 배 속에 있는 아이는 폐호흡을 하지 않지만, 세상에 나오는 순간 울어대며 폐장으로 호흡을 시작한다. 폐장경락도 새벽 3시~5시 사이에 우리 몸을 흘러서 하루의 일정을 시작하게 된다.

감정 중에는 슬픔(悲)과 근심(憂)이 폐장에 속하므로, 한숨이 많고 얼굴이 희며 윤기가 없는 사람은 폐장이 약하거나 비염, 천식, 폐결핵 등의 호흡기 계통의 질병에 걸리기 쉽다. 이런 환자들이 흰 속옷을 입으면 폐장의 기운이 올라가므로 치료에 도움이 된다. 반면에 얼굴이 희면서 생기가 있는 사람은 폐장이 튼튼하고 사려도 깊고 도량이 넓어 귀인이 많다.

흰색의 배, 도라지, 무, 파 뿌리 등의 식재료는 폐장의 기운을 올려준다.

신장과 검은색

검은색은 자연에서 오행의 수(水)에 해당하는 색이다. 빛이 들지 않는 깊은 바닷속의 본래 물색은 검은색이며, 우리 몸에서는 깊은 안쪽에 위치한 신장이 水에 속하므로 검은색은 신장의 기운을 올려준다.

전통의학에서 신(腎)이라 함은 신장과 방광, 골수, 여자의 자궁, 남자의 전립선, 정력 등을 의미한다. 따라서 신의 기능이 떨어지면 이런 기관이 약해질 뿐만 아니라 관련된 허리와 무릎에도 통증이 생긴다.

검은색은 모든 노폐물을 흡수하기도 하지만 새 생명을 준비하는 에너지를 품고 있다. 우주 공간에서도 모든 빛을 빨아들이는 블랙홀은 별들이 종말을 고하는 곳이지만 태어날 준비를 하는 곳이기도 하다. 계절 중 水에 속하는 겨울은 모든 생명이 죽어있는 것 같지만 땅속에서는 씨앗이 싹을 틔우기를 기다리고 있고, 하루 중 어두운 밤은 새로운 날을 기다린다. 여성의 자궁도 인체의 깊은 곳에서 빛이 차단된 채로 생명의 탄생을 기다리는 곳이다. 임신을 하면 임맥이 흐르는 얼굴의 입, 코, 눈, 이마 주위에 기미가 생기거나 검은색이 돌고 외음부와 질도 암갈색으로 변한다.

우리 조상들이 간장을 만들 때 장독에 검은 숯을 띄웠던 것이나 여아가 태어나면 문 앞에 숯을 달았던 이유 역시 검은색으로 불순물과 나쁜 기운을 차단하기 위해서였다. 필자도 나쁜 음식을 먹은 날에는 '먹는 숯'을 복용하고 잠자리에 들곤 한다.

햇볕을 많이 쬐지 않았는데도 얼굴이 검게 보이면서 윤기가 없는 사람은 신의 기능이 약해진 사람이다. 반면에 얼굴에 검은 빛이 있으면서 생기가 있는 사람은 건강하고 성적 기능이 왕성한 사람이다. 신은 어두운 밤에 활동성이 강해지므로 밤에 성행위를 해야 건강한 수정체가 만들어진다.

감정 중에는 공포(恐)가 신장에 속하므로 공포스러운 순간에 소변을 지리게 되는 경험을 하게 된다.

흑미, 검은콩 등의 블랙푸드는 잘 알려진 대로 신장에 좋고, 검은색의 옷은 신장에 좋은 파장을 전달한다.

색	인체 작용	주관 장부	관련된 감정
푸른색	신진대사, 안정	간장	분노
붉은색	활기, 혈액순환	심장	기쁨
노란색	소화	비·위장	생각
흰색	맑은 기운, 활동의 시작	폐장	근심, 슬픔
검은색	노폐물 제거, 새로운 영양	신장	공포

여담이지만, 제약회사에서 약을 만들 때도 오장과 색의 관계를 고려해 효능을 드러내 보이는 전략을 취하기도 한다. 간장약과 눈 영양제는 푸른색, 심장약과 혈관계는 붉은색, 생리통약은 빨간색, 소화제는 노란색, 정력제는 검은색, 감기몸살에는 흰색의 해열진통제, 비타민 B제는 노란색, 순환제도 푸른색과 붉은색을 주로 사용한다. 그 예로, 간장약으로 광고하는 우루사®는 녹색, 해열진통제인 타이레놀®은 흰색, 생리통약인 게보린®과 이지엔6이브®는 빨간색, 고기 소화제로 베아제®는 녹색, 주황색을 띤다. 심장을 다스리는 청심환은 빨간색으로 포장하고, 정력제는 검은색으로 주로 포장한다.

장부의 기운은
얼굴의 구멍으로 나온다

　　'너의 눈, 코, 입~ ♩ ♫' 어느 유명가수의 노래에
등장하는 '눈, 코, 입'은 쓰라린 사랑의 추억을 의미하고 대중에게
는 일반적인 미의 척도가 되겠지만, 건강에 관심이 많은 사람에
겐 건강의 척도가 될 수 있다. 이것은 눈, 코, 입을 포함해 귀, 혀
등 얼굴에 있는 다섯 개의 기관이 우리 몸의 오장과 연관되어 있
기 때문이다.『황제내경』에는 간장-눈(目), 심장-혀(舌), 비장-입
(口), 폐장-코(鼻), 신장-귀(耳)의 관계로 우리 몸의 장부가 얼굴
에 있는 각각의 기관으로 개규(開竅)되어 있다고 적고 있다. 이런
관계에 띠리 눈병이 생기면 간장을 살피고, 귓병이 생기면 신장
을 살피는 것이다.

눈과 간장

눈을 관찰하면 간장의 건강상태를 알 수 있는데, 간장의 피가 맑으면 눈이 맑고 깨끗하며 간혈(肝血)이 부족해지면 눈이 쉽게 피로해지고 사물이 흐릿하게 보인다.

간장에 열이 생기면 눈에는 충혈, 눈물 또는 건조감, 가려움증, 통증 등의 이상 증상이 올 수 있다. 갱년기 때 눈물이 많이 나는 이유는 이 시기에 특히 약해지며 열이 생기는 장부가 간장이기 때문이다. 간열이 올라오면 눈이 자구(自救)적으로 열을 식히기 위해 눈물을 많이 내보내므로 눈물과 건조감이 반복된다. 피곤할 때 눈이 충혈되는 이유는 눈에 모이는 간열을 내보내기 위해 혈관의 표면적을 넓히기 때문이다. 백내장과 녹내장도 동양의학적으로는 간열로 인해 안압이 높아지면서 시작된다. 같은 맥락으로, 간장이 약해지면 난시, 근시, 노안, 비문증, 사시(斜視) 등과 같은 안과 질환이 올 수 있다. 황달이 생겨 눈이 노랗게 되기도 한다. 이처럼 간장의 이상이 눈에 변화를 가져오므로 눈의 이상을 보고 간장의 건강상태를 예측할 수 있다. 따라서 간장에 귀속된 푸른색을 즐겨 보거나 간장에 좋은 식품, 실리마린 등의 간장 영양제를 복용하는 것이 안질환 치료에 도움이 된다.

필자가 근무하는 약국에 자주 들르는 아이 중 사시를 가진 어린아이가 있었다. 아이의 엄마가 필자에게 평소 신뢰감을 가지고 있었던 터라, 성장 과정에서 간장의 기운이 부족해서 생기는 증상임을 조심스레 인지시키고 간장에 좋은 효소와 음식을 추천해 주었다. 꾸준히 실천한 덕분에 아이의 눈은 정상이 되었고 많은 감사의 인사를 받았던 기억이 난다.

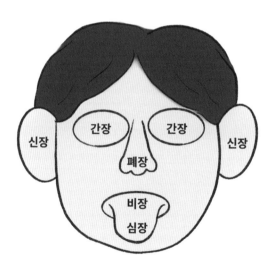

혀와 심장

혀는 미각과 언어활동을 담당하지만 심장과 통하므로 붉은 색을 띠며 심장의 크기에 따라 혀의 크기도 달라진다. 따라서 심장이 약해지면 혀가 갈라지고, 혓바늘, 설염 등이 생기는데, 이러한 증상들은 상생(相生)의 원리 중 화생토(火生土)의 작용으로 위장(土)이 약해져서 이에 속하는 입 안의 염증과 함께 오는 경우가 많다. 현대의학에서도 니트로글리세린이라는 약물은 협심증 환자가 응급 시에 혀 밑에 넣어 사용하는데, 심장과 혀의 관계에 따라 약효가 심장으로 매우 빠르게 전달되기 때문이다.

혀의 가운데에 세로줄이 생기면 심장의 순환이 잘 안 되고 있다는 표시이며, 심장이 약한 사람은 혀가 굳어 언어장애가 오기도 하지만 말을 시작하는 처음에는 더듬다가도 심장이 안정을 찾으면 정상으로 돌아온다. 스트레스 등으로 인해 심장열이 쌓이면 두근거림이 자주 생기고 가슴이 답답하며 불면증도 생기는데, 이때 혀에도 열이 생겨서 전체가 자줏빛으로 변하거나 혀의 앞쪽이 붉어지고 도돌도돌한 딸기설이 생기지만 뿌리 쪽으로는 백태가 생긴다. 크기에서도 부푼 상태가 되어 혀의 가장자리에 잇자국이 생기거나 울퉁불퉁해진다.

입과 비장

입을 통해 비장의 건강상태를 알 수 있는데, 여기서의 비장은 비장을 포함하여 위장, 췌장 등 소화기관 전체를 의미하며 입은 입술과 입 안 모두를 나타내므로 입과 입술의 색과 윤기로 소화기의 건강상태를 알 수 있다.

비·위장이 약해지면 입술이 마르고 부르트거나 구내염이 자주 생긴다. 입의 양옆이 갈라지는 구각염은 위장에 문제가 생겼으니 먹기 위해 입을 벌리지 말라는 몸의 표현이기도 하지만 너무 잦으면 위염을 의심해 봐야 한다. 민간요법 중에 입과 입술에 염증이 생기면 꿀을 바르는 요법이 있는데, 이것은 단맛이 비장의 기운을 올리기 때문에 치료되는 방법이다. 실제로 효과가 뛰어나지만 인체의 다른 곳에 생긴 상처에는 꿀을 바르지 않는다.

2010년대부터 약국에서는 과거와 다르게 고함량의 비타민 B군 제품이 많이 판매되고 있다. 비타민 B군은 우리 몸의 여러 대사과정에서 필수 영양소지만, 특히 위장의 기운을 올려주므로 구내염, 설염, 구각염 등에 효과적이다. 이는 겨울철 립크림의 판매량이 폭발직으로 늘이니고 속쓰럼에 먹는 위장약이 많이 판매되는 통계와도 무관하지 않다. 그렇다면 왜 과거에 비해 고함량의 비타민 B가 필요하게 되었을까?

현대인이 도정된 쌀을 먹기 시작하면서 쌀의 겉부분에 많이 함유된 미네랄 및 비타민 B군의 섭취가 부족해진 것도 주요한 원인이나, 더한 주범은 설탕이다. 단맛에 대한 현대인의 병적인 기호로 설탕은 모든 음식에 터무니없이 많이 사용된다. 음식점에서뿐만 아니라 빵, 떡, 인스턴트식품, 아이들이 좋아하는 모든 음식에 놀랄 정도로 많이 첨가된다. 이렇게 과다하게 인체로 흡수된 설탕은 단당류로서 혈관에 바로 흡수되어 대사과정에서 비타민 B를 많이 소모시킬 뿐만 아니라 장내 환경을 망쳐 비타민의 흡수를 저하시킨다. 또한 스트레스나 가공식품 등의 다량 섭취로 인해 간장에서의 대사과정에 비타민 B의 소모량이 늘어나는 것도 원인이다.

　　설탕의 단맛은 위장의 기운을 올리지만 지나치면 오히려 위장에 열이 생기게 하므로 구내염, 설염, 구순염, 구취와 잇몸 질환의 원인이 되며 입술이 마르기도 한다.

　　입술 주위에 물집이 생기는 단순포진도 피로와 스트레스 등으로 인한 위장의 열 때문이다. 또한 뜨거워진 위장은 위산을 많이 분비하기 때문에 위염으로 이어질 수도 있다.

코와 폐장

코는 폐장과 통하여 호흡의 출입문이 되므로 폐장이 좋으면 호흡이 매끄럽고 후각이 좋아진다. 반대로 폐장이 나쁘면 코가 막히고 냄새를 잘 못 맡게 된다. 폐장이 약해지면 인체가 폐장의 보호를 위해 코에서 재채기, 콧물, 코막힘 등을 생기게 해서 방어 작용을 한다. 즉, 찬바람이나 알레르기성 물질이 들어오면, 재채기와 콧물을 통해 내보내기도 하고 비갑개를 닫아서 코막힘으로 공기의 흡입을 방해한다.

콧구멍이 큰 것은 약한 폐장을 대신해서 산소를 많이 받겠다는 몸의 표현이므로 콧구멍이 큰 사람은 다른 장부에 비해 폐장의 기능이 약한 체질이다. 코의 모양에서도 콧방울에 탄력이 좋으면 기관지, 폐장이 좋은 것이고, 콧방울에 뾰루지, 점 등이 나타나면 폐장에 이상이 생긴 것이다.

얼굴에서 코를 바라보면, 나무 목(木)의 한자가 눈과 코를 중심으로 새겨진다. 따라서 코는 기능적으로는 폐장에 속하고 형상의학적으로는 간장에 속한다 할 수 있으므로 간장의 건강과도 관련된다. 필자의 약국에서도 간열이 많은 사람들이 만성 비염이나 축농증을 앓고 있는 경우를 자주 접한다.

귀와 신장

　귀는 신장과 통하므로 귀의 크기와 색깔, 위치, 상태에 따라 신장의 건강상태를 알 수 있다. 귀가 두텁고 단단하면 신장도 건강하고 단단하다. 귀의 크기나 위치는 눈썹과 코의 아래 끝 사이에 오는 것이 정상이므로 양쪽 귀의 높이가 서로 다르거나 크기가 다르면 신장이 약하며 골반도 비대칭이다. 귀가 너무 올라붙어 있거나 내려와 있는 사람은 허리와 골반뼈가 자주 아플 수 있다. 좋은 음악과 소리를 많이 듣는 것도 신장의 건강에 좋다.

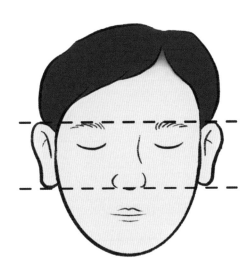

신장이 약해지면 중이염이 자주 생기고, 소리를 잘 못 듣거나 이명이 생기기도 한다. 동양의학에서는 신수(腎髓)=뇌수(腦髓)=골수(骨髓)로 보는데, 이는 오행에서 수(水)에 속하는 진액이 서로 통하고 있음을 의미한다. 이것은 신장이 안으로는 뇌수와 연결되어 신장이 약해지면 어지럼증이나 이명이 생기고 소리를 잘 못 듣게 된다는 의미이다. 이명 치료에 은행잎 제제를 많이 쓰는 것은 막힌 뇌수의 순환을 도와주기 때문이다. 신(腎)이 약해지는 과도한 성생활을 하면 다리에 힘이 빠지고 어지럽거나 이명이 생기는 것도 같은 이치이다.

귀는 기본적으로 신장의 기능과 관련이 깊지만 귓바퀴에는 전신의 혈자리가 들어가 있다. 귀의 모양은 태아가 모태에서 거꾸로 들어서 있는 모습과 닮아서 귓불이 머리, 연골이 척추, 위쪽이 다리와 팔에 해당하며 안쪽은 오장육부가 연결되어 있다. 때문에 아침, 저녁으로 5분 정도의 귀 마사지는 신장의 기능향상과 전신순환에 도움이 많이 된다. 아주 간단한 방법이지만 약국에서 추천해보면 고객들의 반응이 아주 좋다.

2년 전쯤 필자의 약국에 만성 중이염으로 이비인후과 처방전을 가지고 자주 방문하는 3세의 어린 여자아이가 있었다. 아이의 엄마에게 여성의 경우 신장의 기능이 7세에 이르러야 완성되는 이치를 설명하고 신장에 좋은 음식과 미네랄, 아미노산 등의 영양제를 추천했는데, 중이염 치료에 많은 도움이 되었다는 후일담을 지금도 듣곤 한다.

실제로 오장과 얼굴의 다섯 기관의 관계는 일상생활에서도 많이 느낄 수 있는데, 이들을 많이 사용하면 오장의 기운이 새어나가므로 주의해야 한다. 책을 많이 보거나 컴퓨터, 스마트폰 등 전자파가 발생하는 물건을 너무 자주 대하면 간장의 기운을, 말을 너무 많이 하면 심장의 기운을, 과식이나 불규칙적인 식사는 비·위장의 기운을, 냄새를 너무 많이 맡거나 미세먼지 등의 탁한 공기의 흡입은 폐장의 기운을, 음악을 너무 많이 듣거나 시끄러운 소리는 신장의 기운을 새어나가게 한다.

나이가 들면 장부를 보호하기 위해 인체는 얼굴의 다섯 기관을 닫는다. 간장을 보호하기 위해 시력을 떨어뜨리고 눈꺼풀을 내려 시야를 좁힌다. 심장을 보호하기 위해 혀의 기능을 떨어뜨려 말이 어둔해지고 자꾸 생각과 다른 말을 하게 된다. 비·위장의 활동을 줄이기 위해 식도의 크기를 줄이므로 식사량이 줄어들고 거친 음식을 먹기 힘들어진다. 폐장을 보호하기 위해 콧구멍의 크기를 줄이므로 후각이 약해지고 호흡이 가빠진다. 신장을 보호하기 위해 귓구멍의 크기를 줄이므로 듣는 것이 어두워진다. 애석하게도 세월의 흐름은 점점 인체와 세상의 인연을 끊어가는 과정인가 보다.

우리 몸에 필요하지
않은 기관은 없다

인체에서 필요하지 않은 기관과 조직은 없다. 예전에는 '흔적기관'이라고도 부르며 제거해도 크게 상관없다고 여기던 편도, 맹장 등의 존재가치가 새로이 밝혀지면서 그 기능에 대해 여러 시각으로 연구되고 있다. 만약 맹장이나 편도에 생기는 염증이 인체에 치명적이라면 당장 제거해야겠지만, 그렇다고 해서 그것이 꼭 필요 없는 장기라는 의미는 아니다.

이번 글에서는 평소에 우리가 잘못 이해하고 있었거나 불필요하다고 여겨졌던 기관들이 우리 몸에 꼭 필요한 이유에 대해 알아본다.

편도

　보통 편도선이라고도 부르는 편도는 목의 안쪽과 코 뒷부분에 있는 림프조직으로, 코와 입을 통해 들어오는 세균이나 바이러스로부터 우리 몸을 지키기 위한 보초병 역할을 한다. 따라서 폐장과 위장 입구에서 1차 면역기관으로서의 기능을 하며 기후의 변화로부터 이들을 보호한다. 이 과정에서 면역기관으로 작용한 결과 편도가 붓게 되는 현상이 발생하는데, 흔하게 감기와 동반하여 나타나거나 감기 증상 없이 편도에만 염증이 생기기도 한다.

　특히 상체에 열이 많은 체질에서 편도가 커지는 경우가 자주 있다. 더구나 편도는 어른보다 아이들에게 면역기관으로서 그 기능이 더 크기 때문에 체질적으로 열이 많은 아이는 편도선염으로 자주 고생한다. 이런 아이들은 감기만 걸리면 편도가 붓고 고열이 나거나 목이 아파 힘들고 고통스러워한다. 이렇게 염증이 자주 반복해 생기다 보면 문제가 되는 것이 편도 비대이다. 편도 비대가 진행되면 침이나 음식을 삼키기가 힘들어지고 말을 할 때도 불편함을 느끼게 된다. 여기서 더욱 심해지면 호흡 장애를 일으키면서 코골이와 수면 장애의 원인도 되기 때문에 병원에서는 수술을 추천하게 된다.

　하지만 편도는 앞서 언급한 바와 같이 면역기관일 뿐만 아니라 더 나아가 면역물질을 만들어 암과 자가면역질환의 위험을 줄이는 역할도 한다. 또한 열이 지나치게 높아졌을 때 두뇌에 손상을 주지 않도록 열을 차단하기도 하는데, 이는 편도가 커지면서 과하게 생기는 열을 발산시키기 때문에 가능하다.

동양의학에서는 편도가 폐장에 속하는 기관이므로, 편도를 제거하면 기본적으로 폐장의 건강이 위협받을 뿐만 아니라 감염에 쉽게 노출되고 같은 호흡기관인 코에도 질환이 올 수 있다. 또한 편도가 속한 자리는 12경락 중에 '수태양소장경'(부록 참조)이 흐르는데, 이는 산부인과 질환과 혈액이 관련되는 자리이기 때문에 일찍 제거하면 월경불순이 생기거나 임신이 힘들어질 수 있다.

따라서 편도가 자주 붓거나 염증이 생긴다면 면역이 약해져 있거나 폐장이 건강하지 못한 상태이므로 폐장을 튼튼히 하는 유산소 운동과 식이요법을 추천한다.

문제는 어른보다 양(陽)적이고 열이 많은 아이들인데, 반복적인 편도선염으로 이미 편도 비대가 진행되어 있다면 장기적인 대책이 필요하다. 우선 식단조절을 통한 체질개선이 필요하다. 뜨거운 성질의 닭고기, 인삼, 꿀, 기름진 음식, 고열량의 가공식품 등을 삼가고 열을 발산시키는 꾸준한 운동이 필요하다. 또한 스트레스도 속열을 발생시키므로 아이가 자주 편도선염을 앓는다면 부모들은 아이의 스트레스에 대해서도 헤아려 볼 필요가 있다.

충수

'맹장염'은 정확히 말해 맹장에 꼬리처럼 달린 '충수의 염증'을 가리킨다. 충수는 맹장 끝에 달린 가늘고 긴 돌기와 같은 부분으로, 예전에는 개복수술 시 서비스로 떼어내 줄 정도로 쓸모없는 기관으로 여겨지곤 했다. 그러나 2007년 미국 듀크대 의대 윌리엄 파커 교수와 2013년 미드웨스턴대 헤더 스미스 박사 연구팀은 오랜 연구 끝에 충수가 유익한 장내 세균들에게 안전한 서식처 역할을 한다고 발표했다.

이 연구에 따르면, 소화기관 끝에 붙어서 소화기관인 척하지만 실제로는 맹장과 충수는 면역기관이라 볼 수 있다는 것이다. 충수는 몸에 유익한 박테리아를 가득 담고 맹장 아래서 늘 장의 움직임을 살핀다. 그러다가 위험한 병원균이 침투해 장의 상태가 나빠지면 맹장을 통해 유익균들을 즉시 대장으로 보내 회복을 돕게 된다. 또한 대장의 균이 소장으로 역류하는 것도 방지한다. 최근에는 '충수에는 고농도의 림프조직이 있어서 맹장이 내장 내 림프조직의 밀도를 높이는 데 도움을 주고, 이는 전체 면역체계에서 중요한 역할을 한다'는 연구결과들도 보고되고 있다.

오행에서 대장은 금(金)에 속하는 장부이므로 충수가 없다면 대장이 약해지고 그와 표리관계인 폐장, 기관지, 코 등에도 질환이 발생할 가능성이 높아진다. 이것은 필자가 충수를 떼어낸 환자들에게서 오랫동안 확인해본 결과이기도 하다.

동양의학에서 보면, 맹장은 대장에 생기는 과도한 열을 흡수함으로써 대장을 보호한다. 그럼에도 불구하고 열이 너무 심해지면 충수염이 생기는 것이다. 한의학 처방 중 '대황목단피탕'이 급성 충수염뿐 아니라 만성적으로 우하복부통증을 호소하는 '만성 충수염' 환자에게 효과가 있는 것은 대장의 열을 내리는 효능 때문이다.

인간 이외의 고릴라, 비버, 코알라 등 50여 종의 동물들도 맹장을 가지고 있지만 이들에게는 충수염이 나타나지 않는다. 때문에 필자는 인간의 충수염은 과도한 스트레스와 즐겨 먹는 음식에서 비롯된다고 생각한다. 즉, 육류 위주의 식사, 밀가루 음식, 인스턴트식품, 가공식품 등 대장 내에 열이 생기게 하는 음식과 극심한 스트레스가 급성 충수염을 유발할 수 있다.

꼬리뼈

꼬리뼈는 엉치뼈 끝부분에서 척주의 끝을 보호하고 근육과 골반을 결합시켜 잘 고정시킨다. 여기에 여러 근육, 인대, 힘줄이 연결되어 항문이 제자리를 잡을 수 있게 하고 골반을 지탱해주므로, 직립보행을 하는 인간에게 균형을 유지하도록 해주는 중요한 역할을 한다. 또한 앉은 자세에서는 삼각대 역할을 하여 상체가 수직보다 뒤로 기울면 몸무게의 많은 부분을 꼬리뼈가 지탱하게 된다.

전통의학에서는 꼬리뼈가 생식기와 관련이 깊다고 보는데, 꼬리뼈의 위치상 관계된 근육들은 비뇨 생식기의 작용, 배변 작용과 연관되어 있다. 최근 유행하는 '코어 운동'에서도 꼬리뼈의 중요성을 확인할 수 있다. 때문에 꼬리뼈가 약해지면 생식기통, 회음부의 통증, 배변 후의 통증, 발기부전, 천골, 미골의 통증 등이 나타난다.

사랑니

먼 옛날의 인류는 질긴 음식을 먹었으므로 사랑니를 포함해 많은 이가 필요했다. 그러나 불의 발견과 조리기술의 발달로 음식이 점점 부드러워지면서 턱뼈는 작아지고 사랑니도 함께 퇴화된 것으로 알려져 왔다. 더군다나 대부분의 현대인에게 사랑니는 자리잡은 위치나 방향이 올바르지 않아 불편함을 주거나 충치의 원인이 되므로 치과에서는 발치를 권하기도 한다.

하지만 사랑니는 신체의 노화과정에서 영구치가 벌어질 때 이를 다시 촘촘히 하는 역할을 한다. 치아를 보호하기 위해 성인이 되어서야 나오는 일종의 '보호치'인 셈이다. 불필요한 것이라 여겨 무조건 뽑는 것은 한 번쯤 생각해 볼 일이다.

털

인간의 진화과정에서 온몸을 뒤덮었던 대부분의 털이 퇴화된 것에 대해서는 여러 가지 가설이 있지만, 인류가 옷을 입게 되면서부터 몸을 보호하기 위한 수단으로서의 털이 필요 없게 되었다는 가설과 외부 기생충이 기생할 공간이 작은 털 없는 사람이 자연선택되었다는 가설이 유력하다.

현재 인간의 체모는 입술, 손바닥, 발바닥, 성기의 일부를 제외한 전신에 가느다란 형태로 존재해 우리 몸을 보호하고, 촉각 기능의 일부를 담당하며 태양광의 자외선을 막아 피부를 보호하는 등의 역할을 한다.

긴 털 중에서, 모발은 여성호르몬의 지배를 받고 그 이외는 남성호르몬의 지배를 받으며 각자의 자리에서 인체를 보호한다. 여성이 남성에 비해 탈모가 적은 것도 여성호르몬인 에스트로겐이 탈모를 방지하고 모발을 성장시키기 때문이다. 모발의 중요한 역할 중의 하나가 위로 빠져나가는 체열을 보존하는 것인데, 이런 이유로 열이 많은 양인들은 모발의 양이 적다.

눈썹은 흘러내리는 땀이나 수분으로부터 눈을 보호하고, 속눈썹은 먼지나 벌레로부터 안구를 보호한다. 대기의 오염이 갈수록 심해지는 현대에 아이들의 속눈썹이 점점 길어지는 이유이기도 하다. 코털은 호흡을 통해 이물질이 체내로 들어오는 것을 방지하고, 공기를 따뜻하게 데워 체내에 들어가도록 돕는다. 겨드랑이털은 림프절을 보호하고 마찰로부터 피부를 보호하며, 성기 주위의 털은 성기를 보호하고 성행위 시 마찰로부터 피부를 보호한다.

인류가 긴긴 세월 동안 겪었던 인체의 변화에는 그에 합당한 이유가 있었을 것이다. 현대에 이르러 기능이 완전히 퇴화된 것처럼 여겨졌던 일부 기관들의 존재 이유가 새로이 밝혀지고 있다. 이는 인류가 살아오는 과정에서 환경에 따른 기능의 변화나 그 존재 범위에서 차이가 생겼을 뿐, 존재의 이유 자체가 사라진 것이 아님을 증명하고 있다. 미처 몰랐던 인체의 신비를 알아가는 과정이 흥미롭다.

몸의 좌우에 따라
오는 병이 다르다

　　　　　약국에 오는 환자들 중에는 몸의 왼쪽이나 오른쪽 중 어느 한쪽으로만 병이 편중되게 나타나는 분들이 있다. 예를 들어, 왼쪽 눈이 좋지 않은데 왼쪽 어깨가 아프고, 왼쪽 손이나 다리가 저리고, 왼쪽으로 관절염이 심한 경우 등이다. 이분들은 평소에도 해당하는 쪽에 힘이 없고 풍(風)이 와도 그쪽으로 올 수 있는데, 이러한 현상은 성별, 체질, 병증 등의 요소에 따라 다르게 나타날 수 있다.

　　『동의보감』에는 '좌혈우기(左血右氣)'라는 표현을 써서 '병의 증상이 혈증(血症)은 주로 좌측에서 나타나고, 기증(氣症)은 주로 우측에서 나타난다'라고 적고 있다. 또 '좌간우폐(左肝右肺)'라 하여 '간장이 약하면 주로 왼쪽에 질환이 오고, 폐장이 약하면 오른쪽에 질환이 온다'고도 되어 있다.

　동양의학에서는 인체 내에 흐르는 정미물질을 '기(氣)'라 하고 소화된 영양성분과 진액을 '혈(血)'이라 하는데, 기는 무형의 기운이며 혈은 유형의 구조물이다. 이는 흔히 '기가 세다'라는 표현에서의 '기'로 이해해도 되며, 혈이 부족해지면 빈혈 증세가 나타난다.

　음양으로 보면 기는 양이고 혈은 음이다. 기와 혈은 서로 도와가며 하나의 쌍을 이루는데, 혈은 스스로 움직이지 못하기에 기의 작용이 있어야 하고 기는 혈이 있어야 활동할 수 있다. 하지만 기와 혈이 상대적으로 부족해질 때 우리 몸에서 표현되는 위치는 다르다.

　인체의 겉모습은 좌우대칭인데 반해 내부 장기는 좌우대칭이 아니며, 좌우 반신은 구조와 기능에서도 차이가 있다. 결과적으로 왼쪽으로는 혈이 부족해지기 쉬워 혈병(血病)이 나타나고 오른쪽으로는 기가 부족해져서 오는 기병(氣病)이 나타난다.

　사람이 남쪽을 바라보며 서 있을 때, 좌측은 해가 뜨는 동쪽에 해당하므로 양에, 우측은 서쪽에 해당하므로 음에 해당한다. 그렇지만 인체는 자연과는 다르게 우측은 양에, 좌측은 음에 해당하는데, 그 이유는 인체의 좌뇌가 양에, 우뇌가 음에 해당하기 때문이다. 신경계통에서 보면 각 뇌는 각각 담당하는 신체 부위가 반대여서 좌뇌는 우측 반신을, 우뇌는 좌측 반신을 담당한다.

사실 우리 몸을 자세히 보면 좌우가 조금씩 다르다. 양쪽의 눈 생김이 다르고 눈썹이나 귀의 생김, 위치가 각각 다르다. 심지어 하나인 코나 입술도 좌우가 조금씩 다르다. 얼굴의 크기도 다른데, 얼굴은 보통 혈부터 커지므로 왼쪽부터 커진다. 왼손과 오른손, 왼발과 오른발 역시 모양, 기능도 각각 다르다. 오른손이 양(陽)이기에 왼손보다는 훨씬 기운이 세지만 오른손이 못 하는 일을 왼손이 쉽게 하기도 한다. 특히 뇌는 좌뇌와 우뇌의 기능이 현저히 다르다. 좌뇌는 논리적 사고와 수학적 추리력 그리고 언어 활동을 관장하고, 우뇌는 공간적 사고와 직관적 창조력 그리고 예술성을 관장한다.

인체 내부에서는 오른쪽 폐가 왼쪽 폐보다 더 크고 무거우며, 심장은 왼쪽으로 치우쳐 있다. 실제로 간장은 우측 흉부에 있지만, 인체의 혈액 중 약 10%에 해당하는 약 500ml의 혈액을 저장하고 있는 음(陰)의 장부이므로 '좌혈우기', '좌간우폐'의 표현이 맞다. 신장을 보면, 왼쪽과 오른쪽 모두 기질은 같으나 동양의학적인 면에서의 기능은 다르다. 모양은 마치 강낭콩을 양옆으로 세워 놓은 생김새와 팥의 빛깔을 띠고 있다고 해서 콩팥이라는 이름이 붙게 되었는데, 콩은 신장이 물(水)의 성질임을 표현하고, 팥은 신장이 불(火)의 성질임을 표현하기도 한다.

중국 명나라 명의 장개빈은 『류경』이라는 책에서 '좌신우명

문(左腎右命門)'이라 하여 2개의 신장 가운데 왼쪽을 신(腎), 오른쪽을 명문(命門)이라 했다. 즉, 왼쪽 콩팥은 정(精)을 저장하는데 정=신음=생체 체액의 근원이 되는 물질이고, 우측 콩팥은 명문상화(命門相火)라 해서 모든 다른 장부에 에너지를 공급하는 근원적 에너지로 설명된다. 어찌 보면 신장은 오장육부의 기운을 저장해서 물과 불의 성질을 동시에 가지고 인체에 따뜻한(火) 물(水)을 순환시키는 장부로, 인체의 보일러에 비유할 수 있다. 결국 신장도 음과 양으로 나눠지므로 2개의 신장 중에서 1개의 신장을 떼어낸다는 것은 인체의 음양이 무너지는 것이라 볼 수 있다.

이렇듯 몸의 장부들은 좌와 우로 나뉘며, 몸에 혈이 부족해지면 왼쪽으로 질환이나 병적 증세가 나타나고, 기가 부족해지면 오른쪽으로 나타난다. 이때 기의 병은 양증(陽症)이므로 낮에 심하고 밤에는 좋아지는 반면, 혈의 병은 음증(陰症)이므로 밤이 되면 심해지고 낮에 가벼워진다. 따라서 감기나 신경성 질환은 낮에 심하고, 어혈에 의한 통증이나 중풍, 여성의 자궁질환 등은 밤에 심해진다. 또한 몸에 혈이 부족해지면, 관절통이나 근육통도 주로 왼쪽으로 나타나고, 저린 증세나 근육 떨림, 마비감 등의 순환관계질환도 왼쪽으로 나타난다. 습진이나 피부의 염증, 무좀 같은 감염성 피부질환도 주로 왼쪽으로 나타난다.

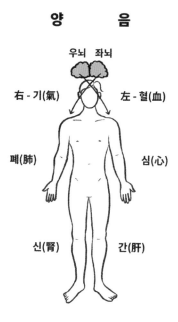

양   음

우뇌 좌뇌

右 - 기(氣)   左 - 혈(血)

폐(肺)   심(心)

신(腎)   간(肝)

    여성은 음에 속하므로 왼쪽으로 혈의 병이 많이 나타나는데, 좌측 아래의 복통이 자주 일어나고 혈허(血虛)가 원인인 편두통도 주로 여성에게 나타난다. 반대로 남성은 양에 속하므로 기의 병이 오른쪽으로 많이 나타난다. 참고로, 기의 병과 혈의 병을 구분하는 일반적인 기준은 기의 병은 물을 마시지만, 혈의 병은 마시지 않는다는 점이다. 또한 기가 움직이고 혈이 흐르기 때문에 항상 기의 병이 먼저 생긴 후 이어서 혈의 병이 생겨난다. 이에 따라 기의 병은 혈의 병의 전조라 할 수 있고, 일단 혈의 병이 생기면 치료하기가 어렵다.

『황제내경』에서는 모든 병이 기(氣)에서 생긴다고 보는데, 기가 올라가고, 내려가고, 막히고, 소진되어 기병이 생긴다. 노약자나 몸의 기운이 떨어졌을 때 질환은 당연히 오른쪽으로 나타난다. 기는 양이므로 위로 상승하고 혈은 음이므로 아래로 하강하는 성질이 있어서, 같은 복부에서도 혈액질환인 어혈의 복증(腹症)은 왼쪽 아래로 나타나고, 기가 울체되는 복증은 우측 상부에 저항통으로 나타난다.

아토피와 건선 치료에 있어서 피부과의 처방은 주로 대증요법으로서 같은 범주의 일정한 약들이 대부분이다. 그러나 전통의학에서 볼 때 건선은 혈허에 의한 질환으로 간장의 건강을 살펴야 하고, 아토피는 기허에 의한 질환으로 폐장의 건강을 살펴야 한다. 아토피 질환으로 고생하는 아이들이 공기가 맑은 숲속에서 생활하면 증세가 개선되는 이치가 그것이다.

음	水	우뇌	인체 좌측	혈증	심장 간장	사물탕 (빈혈)	아토피	신음	밤에 심함
양	火	좌뇌	인체 우측	기증	폐장 신장	사군자탕 (기허)	건선	명문지 상화	낮에 심함

필자는 약국에서 고객이 영양제를 찾을 때, 이런 원리에 따라 남녀노소와 가능한 한 체질을 구분하고 좌우 중 신체에 나타나는 병적인 증세를 꼭 확인한다. 예를 들면, 주로 왼쪽으로 편두통이 있거나 몸의 아픈 증세가 나타나면 빈혈약이나 간장약을 우선 추천한다. 얼굴에서도 오른쪽에 비해 왼쪽 눈 밑이 처져 있거나 다크서클도 더 심하고 왼쪽 얼굴에 여드름, 뾰루지, 기미, 트러블 등이 보이면 혈증으로 판단한다. 이런 경우는 해당 부위를 단순히 겉으로만 관찰해서 치료하는 현대의학보다 병의 발생 원인이 기 부족인지, 혈 부족인지를 함께 판단하는 동양의학적 사고가 더 합리적이라고 할 수 있겠다.

건강한 장이
수명을 연장한다

우리가 먹은 음식은 개인마다 차이가 있겠지만 평균적으로 하루 정도면 소화된 찌꺼기로 배출된다. 입, 위, 십이지장에서의 소화 과정을 거쳐서 소장에서는 융모라는 미세한 돌기를 통해 당질과 아미노산, 지방이 흡수되고 대장에서는 소장에서 넘어온 수분의 대부분과 미네랄, 일부 비타민이 흡수된다.

장은 이처럼 영양분의 흡수와 배설이라는 에너지 대사에서 가장 중요한 기본적 역할을 할 뿐 아니라 최대의 면역기관이기도 하다. 우리 몸 면역세포의 70%는 장에 있기 때문이다. 장내에는 500 종류 이상의 장내세균이 100조 개 이상 살고 있는데, 이들의 균형이 무너지면 암이나 감염증, 변비, 설사, 피부질환, 과민성장증후군, 알러지성 질환의 원인이 될 뿐만 아니라 최근에는 대사성 질환, 정신신경계 질환, 퇴행성 질환 등과의 연관성도 밝혀지면서 더욱더 장에 대한 관심을 높이고 있다.

장내의 환경은 미생물의 비율이 매우 중요하다. 장내 미생물은 유익균 : 중간균 : 유해균이 2 : 6 : 2로 이뤄지는 것이 최적인데, 최고의 우세균인 중간균은 요리조리 눈치를 보다가 유익균이 우세해지면 유익균 편을 들고, 유해균이 우세해지면 유해균 편을 든다. 그래서 '기회균'이라고도 하지만 유익균과 중간균이 합친 연합군을 만드는 것이 최고의 장내 환경을 만드는 지름길이다. 최근에는 장내 미생물의 중요성 때문에 건강한 사람의 대변 속에 사는 유익균을 환자의 장 속에 뿌려주는 '대변이식술'에 대한 연구도 활발하다. 이렇게 중요한 장내 환경은 최초에 어떻게 형성될까?

아기는 엄마의 배 안에 있는 동안 완전 무균상태에서 자란다. 그러다가 자연분만을 통해 출생하는 과정에서 양수의 면역 물질과 엄마 질 속의 균들을 흡입하게 되는데, 이때 엄마의 대장 세균들도 같이 태아의 입을 통해 장으로 유입된다. 때문에 일부 산부인과에서는 제왕절개로 태어난 아기의 몸에 엄마의 분비물을 일부러 묻혀주기도 한다.

이러한 관점에서 본다면 요즘 유행하는 무통주사도 한 번쯤 고려해 보아야 한다. 산모가 진통을 하면서 이리저리 자세를 바꾸는 것은 통증을 이기기 위한 몸부림이기도 하지만 태아가 잘 나오기 편한 자세를 찾도록 서로 교감하는 과정이기도 하다. 이 때 무통주사를 맞으면, 근육이 맥을 놓게 되어 태아가 균을 경험하는 과정이 생략될 수 있다. 동물들도 갓 태어난 새끼에게 최대한 빨리 장내세균을 전달하려 한다. 소, 양 같은 초식동물들은 새끼가 태어나면 반쯤 소화된 음식이나 어미의 변을 먹인다. 풀(섬유소)을 분해하는 장내세균을 어미에게 받지 못하면 새끼들은 풀을 소화하지 못해 죽기 때문이다.

산모는 태어날 아기에게 전달하기 위해 대장에서 제대로 훈련받은 유익한 장내세균을 선발해 모유 속에 미리 옮겨 놓는다. 임신하지 않은 사람보다 7배나 많은 박테리아가 임산부 유방 근처의 면역 림프샘에서 발견되는 이유이다. 이러한 과정을 거쳐 아기의 장내 세균이 만들어지고 이는 장내 면역으로 이어진다. 따라서 제대로 된 장내 세균을 엄마에게 받는 것이 무엇보다 중요한데, 자연분만과 모유수유가 그 답인 것이다.

이후에 아기는 엉금엉금 기어 다니기 시작하면서 장난감뿐만 아니라 주위에 있는 것을 손에 잡히는 대로 날름날름 핥는다. 이 행위는 아직 장의 면역이 발달하지 않은 아기가 가급적 많은 균을 몸에 끌어들여 장 면역을 높이려는 본능이다. 이때 부모가 더럽다고 손을 자주 씻기거나 못 핥도록 막는 것은 오히려 장의 면역을 떨어뜨리는 행동이 될 수 있다.

유해균이 우세한 나쁜 장내 환경에서는 음식물 중의 단백질이 분해되면서 만들어지는 암모니아, 황화수소, 페놀, 인돌, 아민 등이 독소와 독가스로 작용한다. 이와 함께 장점막 세포가 느슨해지거나 탈락하여 장에 누수가 생기는 '장누수 증후군'이 생긴다. 장 누수가 생기면 독소가 체내에 유입되어 혈관을 타고 몸 전체를 돌아다니며 각종 대사성 질환, 심혈관질환, 면역질환, 알레르기, 피부병, 뇌 질환 등을 일으킬 수 있다. 건강한 장 점막의 유지가 장의 건강뿐 아니라 전신의 건강에도 중요한 이유이다. 장 누수의 원인은 건강하지 못한 음식 섭취와 스트레스이다. 스트레스는 항스트레스 호르몬인 코르티솔을 과도하게 분비시켜 장 점막을 망가뜨린다.

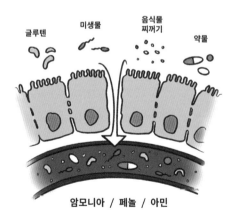

예로부터 '잘 먹고 잘 싸고 잘 자면 병이 없다'고 했다. 잘 싸려면 장이 건강해야 한다. 그러나 현대인은 점점 나빠지는 공기의 질과 건강하지 못한 음식에 늘 노출되어 있어서 장의 건강을 지키기가 쉽지 않다. 이러한 유해 환경으로부터 장을 건강하게 지키려면 어떻게 해야 할까?

우선 건강한 식생활습관을 가져야 한다. 유익균들이 좋아하는 곡류와 채식 위주로 식단을 바꾸고, 장에 해로운 밀가루 음식, 고기 위주의 식단, 가공식품, 냉(冷)한 음식, 미주신경을 자극하는 카페인 음료, 항생제, 농약, 방부제 등을 피해야 한다.

식이섬유 중에서 수용성 식이섬유는 과일과 해조류, 콩류, 버섯류 등에 많으며 장의 수분과 결합하여 젤처럼 되므로 변을 부드럽게 해주고 장 속의 독소를 희석시킨다. 불용성 식이섬유는 채소의 질긴 부위로서 셀러리, 배추, 통곡류, 감자, 고구마 등에 많으며 특히 과일의 껍질에 많이 있는데, 대변의 부피를 늘리고 장운동을 활발하게 하여 유해균을 몸 밖으로 배출시킨다.

밀가루에 들어있는 글루텐이라는 단백질은 점성이 강해 장을 덮어버리므로 장의 조직들을 손상시킨다. 현재 우리나라에서 유통되는 밀가루는 수입산이 대부분인데, 이 밀들은 1940년대부터 종자 개량 등을 통해 단위당 수확량을 늘리고 글루텐 함량을 엄청 높인 것들이다. 원래 국산 밀은 글루텐의 함량이 낮아 점성이 낮다. 더군다나 주식을 쌀로 먹었던 우리에게는 밀을 먹기 시작한 역사가 짧기 때문에 장을 위해서는 가능한 한 피하는 것이 좋다.

비·위장의 건강도 중요하다. 토생금(土生金)의 원리에 따라 비·위장에서 소화효소와 잘 섞이고 분해된 음식이 장으로 도달해야 장이 건강해진다. 특히 대사효소의 부족으로 야기된 현대인들의 소화효소 부족은 효소가 풍부한 발효 음식의 중요성을 높이고 있다. 그런 면에서 우리 민족의 전통양념인 김치, 된장, 고추장, 간장은 최고의 음식이다. 장을 담글 때 위에 생기는 하얀 곰팡이가 바로 효소이다.

장에는 행복 호르몬이라 불리는 세로토닌의 95%가 만들어지는데, 뇌를 제외하고 세로토닌이 발견된 것은 장이 유일하며 장과 뇌가 서로 소통할 수 있도록 이어주는 매개물질이라 볼 수 있다. 따라서 이를 잘 분비시킬 수 있는 행동들은 건강한 장을 만드는 중요한 요인이 될 수 있다. 개인적으로는 운동, 명상, 걷기 등을 통해 마음을 다스림으로서 분비가 잘 되지만, 인간관계에서 서로 웃고, 칭찬하고, 안아주고, 선행을 할 때도 잘 분비된다. 마음을 잘 다스리는 것과 건강한 인간관계가 장의 건강에도 필수적인 이유이다.

전통의학에서는 장의 건강을 위해 배를 따뜻하게 유지하는 것을 중요시했나. 우리 조상들은 배가 아플 때뿐만 아니라 피로를 풀 때, 심지어 만성질환자나 혼수상태의 환자에게도 '배 마사지'를 행했다. 민간의료기구로 널리 애용하던 '배밀이'라는 기구는 갑자기 배가 아플 때 화롯불에 데워 수건이나 헝겊에 싸서 배 위에 올려놓고 문지르는 용도로 사용했다. 또한 여성들은 기왓장을 뜨겁게 달궈서 아랫배를 데우곤 했다.

기상 후 아침에 바로 대변을 보는 사람은 장이 건강한 사람이다. 새벽 5시부터 7시까지가 대장 운동이 가장 원활해지는 시간(부록 참조)이므로 이때 일어나서 경락의 흐름에 따라 대변을 본다는 것은 내부 장기들의 자연적인 흐름이 지켜지고 있다는 뜻이다. 식후에 복압으로 대변을 보거나 먹는 음식에 따라 수시로 대변을 보는 사람은 일찍 자고 일찍 일어나는 습관을 통해 대장 경락의 흐름에 생활리듬을 맞추는 것이 좋겠다.

'건강한 대변'은 건강한 장의 척도로서 중요하다. 대변의 상태를 살펴보는 방법은 대변 색과 양, 굵기, 형태, 빈도인데, 황색 또는 갈색의 바나나 모양으로 굵어야 건강한 변이다. 양은 1일 200g 정도가 적당하며, 수분이 75% 정도를 차지하고 나머지는 음식찌꺼기, 장내 세균, 장점막세포로 이루어진다. 그중 장내 세균이 대변 고형물의 1/2~1/3가량을 차지하게 되며, 장의 세포는 보통 피부 세포가 1개월 만에 재생되는 데 반해 불과 2~3일 만에 이루어지므로 매일 약 10g 정도가 대변에 섞여 나온다. 장으로 들어온 자극적이거나 유해한 물질에 쉽게 대응하도록 주기가 짧은 것이다. 장의 기능이 약해지는 노인은 먹는 음식의 양도 적어지지만 장내 세균이나 장점막세포의 양도 적어지므로 대변의 양이 눈에 띄게 적어진다. 반대로 장의 환경이 좋아지면 먹는 음식의 양과 관계없이 대변의 양이 늘어나기도 한다.

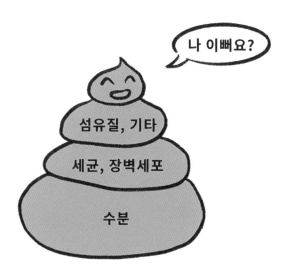

동양의학에서 대장은 금(金)에 속하는 장부로서 폐장, 피부, 기관지, 코 등과 한 집안 식구다. 따라서 대장이 약해지면 피부질환, 천식, 비염, 감기 등에 쉽게 노출되며, 호흡기 계통의 알레르기나 아토피, 건선 등의 피부질환에 쉽게 걸린다. 필자도 약국에서 만성적인 알레르기 환자나 피부병 환자에게 유산균을 추천해 보면 늘 만족스러운 결과를 얻는다. 특히 대장과 표리관계에 있는 폐장의 경우에는 유아기 때 건강한 장을 형성시켜 주고 모유 수유를 하면 후에 천식에 노출될 확률이 적어진다는 연구결과로도 관계가 증명이 된다.

'지친 장'의 치료법

일본의 의학박사인 '아오키 아츠시'는 다음과 같은 방법으로 '장을 위한 공복 시간 갖기'를 추천했다.

1일 3식을 지속적으로 하면 위와 장이 쉴 시간이 없으므로 1주일에 한 번씩 16시간 이상 공복 시간을 갖는다. 즉, 장에 휴식 시간을 주는 것이다. 교감신경이 우위에 있는 낮 동안은 식사를 하고 부교감신경이 우위에 있는 밤에는 휴식한다. 저녁식사를 하고 나서 4시간 후에 잠자리에 들고, 8시간 정도 수면을 취한 뒤, 깨어나 4시간 이상이 경과했을 때 식사를 하면 16시간 공복을 유지할 수 있다. 단, 이 시간 동안은 가능한 한 물을 많이 마시고 16시간 후에는 폭식을 금해야 한다.

계절에
따른 건강법

주변을 보면 봄철에 특히 건강이 약해지는 사람들이 있다. 겨울에도 걸리지 않던 감기에 걸리고 결막염, 비염 등 알레르기 질환이 심해지고 밥맛과 기운이 없어지는 등 '춘곤증'을 유난히 겪는데, 이를 흔히 '봄을 많이 탄다'라고 표현하기도 한다. 또한 사계절 중에 여름이 가장 양기가 넘치는 계절임에도 불구하고 여름철마다 기운이 없고 힘들어하는 사람들도 있다. 계절의 변화와 우리의 건강 사이에 어떤 관계가 있는 것일까?

예부터 우리 선인들에게는 계절에 따른 양생(養生)법이 있었다. 양생이란, 변화하는 환경에 몸이 잘 적응하도록 심신을 단련한다는 뜻이다. 따라서 보통의 양생을 잘하는 건강한 사람은 자연의 변화에 순응하는 능력, 즉 저항력이 있지만 그렇지 못한 사람은 그 계절의 강한 기운에 부딪쳐 해당하는 오장육부가 힘들어진다.

계절별로 활발해지는 인체의 각 장부는 그 계절에 맞게 인체의 흐름을 주도해 가야 하기 때문에 강한 영양을 필요로 한다. 하지만 자연의 순리에 어긋나거나, 이전 계절을 건강하게 보내지 못했다면 오행의 상생(相生) 원리에 따른 기운을 축적하지 못하게 된다.

자세히 살펴보면, 자연의 기운인 오행(木, 火, 土, 金, 水)이 계절에 따라 변화를 이루므로, 봄에는 목의 기운이 활발해지며 기후변화에서는 바람(風)의 기운이 강해지고, 인체에서는 간장 활동이 활발해지면서 이에 필요한 영양을 요구하게 된다. 이는 다른 계절에서도 여름-화-열(熱)-심장, 장하-토-습기(濕)-비장, 가을-금-건조함(燥)-폐장, 겨울-수-차가움(寒)-신장의 관계로 나타난다. 이때 우리 몸이 계절의 변화에 순응하지 못하게 되면, 해당 계절에 강해져야 할 장부가 오히려 약해지는 결과로 나타난다. 이런 관계는 계절마다 '환절기 질환'과 '계절병'으로 나타나며, 특히 이런 변화에 잘 적응하지 못하는 노인, 어린이, 만성질환자는 주의해야 한다.

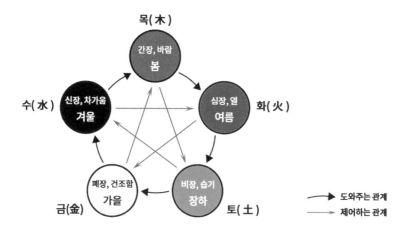

목(木)

간장, 바람
봄

신장, 차가움
겨울

수(水)

심장, 열
여름

화(火)

폐장, 건조함
가을

비장, 습기
장하

금(金)

토(土)

→ 도와주는 관계
→ 제어하는 관계

　　우리나라는 북반구의 위치적 특성상, 사계절의 변화가 뚜렷한 자연환경을 가지고 있다. 이에 따라 자연이 1년의 과정에서 일정한 리듬을 갖고 변화하므로, 이에 대응하는 인체의 이치를 깨닫는다면 지혜롭게 건강을 지킬 수 있다. 그러나 현대에는 과거에 비해 겨울은 따뜻하게, 여름은 시원하게 보내는 등 계절을 편하게만 보내기 때문에 환절기 질환은 점점 늘어가는 추세이다. 현대의학에서는 환절기 질환이나 계절의 변화에 따른 장부의 변화를 질병의 원인과 관련짓지 않지만, 자연의 변화는 분명 우리의 삶과 깊이 연관되어 있기에 자세히 살펴보기로 한다.

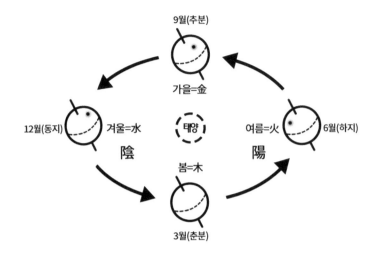

9월(추분)
가을=金
12월(동지) 겨울=水 陰 태양 陽 여름=火 6월(하지)
봄=木
3월(춘분)

봄

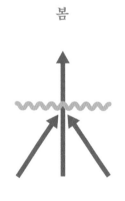

봄에는 만물을 생(生)하고 자라게 하는 목(木)의 기운이 강하다. 이는 순환의 출발을 의미하기도 하지만 나무의 특성이 '자라는 데'에 있기 때문에 생명력이 땅을 뚫고 올라가서 발산하는 기운이 지배한다. 따라서 새싹이 나오고 나무에는 새잎이 돋고 모든 것이 빨리 자라는데, 아이들도 1년 중 이때 가장 많이 큰다.

양의 기운도 솟아나서 역동적으로 움직이는 계절이므로 사람도 생동감 넘치게 살아야 한다. 일찍 일어나고 늦게 잠자리에 들며 집 밖으로 자주 다니고 활발히 교류하여 몸에서 기운이 정체되지 않도록 해야 한다. 가벼운 운동으로 몸에 열을 만들고 몸과 마음이 편하도록 옷도 가볍고 편한 것으로 입는 것이 좋다.

장부 중에서는 木에 해당하는 간장과 담낭이 가장 활동적으로 움직이며 일을 시작한다. 이때 간장은 인체를 이끌어가며, 에너지를 공급받기 위해 수생목(水生木)의 원리에 따라 신장(水)의 도움을 받아야 하나, 겨울에 충분히 쉬면서 신장에 영양을 축적하지 못했다면 그럴 수가 없다. 예를 들어, 겨울철 생활에 바쁜 도시인들이 쉬지도 못하고 농촌에서도 비닐하우스 작업 등으로 바쁘게 보내면 몸에서는 신장의 기운이 축적되지 못한다.

이런 결과로 봄에 간장의 에너지가 부족해지면 간장 질환이나 이와 관련되어 춘곤증, 안질환, 생식기 질환, 우울증, 알레르기 등이 나타난다. 겨울철에 비해 일조량이 늘어남에도 불구하고 1년 중 봄에 자살률이 제일 높다는 통계는 간장이 감정과 직접 관계되는 장부이기 때문이다. 알레르기성 비염이나 결막염도 꽃가루 등에 의한 외부적인 요인도 있지만 내부적으로는 '간장혈(肝臟)'의 부족이 원인이다. 이는 각 기관으로의 영양분과 산소 그리고 백혈구 등의 공급 부족 현상을 일으켜 스스로 치료하고 예방하는 자연치유능력과 면역기능을 떨어뜨린다.

바람(風)은 木에 속하는 기후변화이므로 간장이 약해지면 인제는 바람이 부담스러워진다. 예를 들면, 아주 더운 한여름에도 에어컨의 냉기는 괜찮지만 선풍기 바람은 싫어진다. 그리고 봄에 계절적으로 많이 생기는 바람을 잠깐만 쐬도 면역력이 저하되어 감기, 알레르기성 비염, 천식 등에 쉽게 노출된다. 바람은 잇몸이 약해지며 생기는 풍치(風齒)라는 말의 '풍'이기도 하다. 이것은 간장이 주관하는 잇몸에서의 질환이 인사돌®이나 이가탄®을 복용해도 근본적으로 치료가 되지 않는 이유이다. 필자의 약국에서도 봄철에 특히 잇몸약이 많이 판매되는데, 풍치 환자에게 잇몸약과 간장 영양제를 함께 권하고 간장이 약해지는 술이나 음식을 주의하게 하면 빠른 효과를 보곤 한다.

봄에 간장의 기운을 너무 소비하면 간장에 나쁜 기운이 늘어나 오행의 목극토(木剋土) 원리에 따라 비장이 위축된다. 따라서 소화력이 약해지고 밥맛이 떨어지는데, 이때는 비장을 돕는 음식을 먹어야 한다.

결과적으로 봄철의 섭생은 이전 계절인 겨울에 신음(腎陰)이 축적되지 못해 에너지를 받지 못했다. 간장에 영양을 주어야 하고, 간장의 나쁜 기운이 지나치면 비장을 도와주는 음식이 필요한 것이다(오장의 관리 참조).

여름

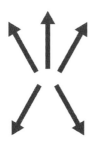

여름에는 사방팔방으로 분열, 성장하는 화(火)의 기운이 강해진다. 화의 기운은 불을 떠올리면 쉽게 이해할 수 있듯이 기본 성질이 뜨겁고 작열하며 위로 활활 타오르는 모습이다. 따라서 밝고 더운 기운이 팽배하여 만물이 무성하게 성장한다.

양(陽)의 기운이 강한 계절이므로 사람도 양의 기운을 발산시키며 살아야 한다. 따라서 밝게 웃고 몸과 마음을 열고 기쁘게 생활하며 피부를 드러내고 밝은 곳으로 많이 움직이는 것이 좋다.

장부 중에서는 火에 해당하는 심장과 소장이 열심히 일을 하며 인체를 이끌어 간다. 심장이 항진되어 있는 상태이므로 여름철 지나친 자연의 열은 심장에 부담이 될 수 있다. 여름철에 허혈성 심장질환, 협심증, 심장성 고혈압, 혈관질환 등이 많이 발생하는 이유다. 통계적으로도 한 해 중 초여름에 노인들의 심장마비에 의한 사망자가 가장 많다. 이처럼 심장이 항진되어 있으면 상대되는 신수(腎水)는 약해지므로 이에 해당하는 신장과 생식기도 약해진다. 여름철에 특히 비뇨기과와 산부인과 환자들이 많아지는 이유다. 신허(腎虛)인 상태가 되므로 성생활도 삼가는 것이 좋다.

『동의보감』에서는 화의 기운이 강한 여름에 수양하는 방법으로 '밤에 늦게 자고 아침에는 일찍 일어나며 햇빛을 싫어하지 말고 성을 내는 일이 없게 하여 마치 꽃이 피어나는 것처럼 사람의 양기가 밖의 기운과 잘 통하게 해야 한다'고 했다. 여름에는 심장을 편안하게 하고, 햇볕을 쬐며 땀을 흘리고 바깥 활동을 많이 하라는 가르침이다. 여름을 덥게 보내면 땀을 많이 흘려서 피부가 훈련되어 더욱 단단해지고, 이에 따라 피부를 주관하는 폐장이 튼튼해지며 면역력이 키워져서 가을과 겨울철 감기에 걸리지 않게 된다. 따라서 여름에 더위를 피하려고 에어컨 등의 냉기 속에서만 있으려 해선 안 된다. 가을, 겨울철에 늘 감기로 고생하는 사람이라면 비타민이나 면역력 강화제 등에만 의존하지 말고 여름에 땀을 흘리며 햇빛에 전신을 노출시켜 보라! 피부를 검게 그을리고 천연의 비타민 D를 공급받는 것이 겨울철 감기와 독감을 예방하는 지름길이다.

10년 전쯤, 약국에 자주 들르는 고객 중 열 살 남짓한 삼남매를 키우는 아빠가 있었다. 아이들이 가을, 겨울에 늘 감기를 달고 지내서 이비인후과 처방약과 아이들의 면역 증강제, 영양제 등을 자주 구입해 가곤 했다. 하도 고민을 토로해서 여름 동안 아이들을 동해안 해수욕장에서 마음껏 놀게 하라고 조언했는데, 흘려듣지 않고 다음 해 여름에 동해안에 민박을 정해놓고 아이들과 부인을 한 달 정도 해수욕장에서 지내게 했다. 그 후 "신기하게도 그해 가을과 겨울은 아이들이 감기에 걸리지 않고 건강하게 지냈다"는 후일담을 아빠에게 전해들을 수 있었다.

여름철에는 쓴맛이 나고 서늘한 음식을 먹어서 지나칠 수 있는 심장의 열을 내려주고 몸에 쌓인 더위를 내보내며, 신음을 생성하는 음식을 먹어야 한다. 예를 들어, 보리, 메밀, 녹두, 돼지고기 등이 좋다.

장하(長夏)

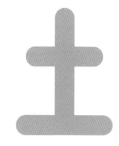

동양의학에서는 여름과 가을 사이에 한 계절을 추가하여 1년을 다섯 계절로 분류했는데, 장하는 여름과 가을 사이의 음력 6월이고 늦여름이라 할 수 있으며 장마철에 해당한다. 본래 여름은 뜨거운 火의 계절이지만 장마를 만난 늦여름은 습한 토(土)의 기운이 강해진다. 원래 땅은 음과 양을 모두 품으며 양기와 음기를 중화시키는 곳으로, 이때는 모든 것이 분열하지 않고 정지한 중간 상태이다. 또한 성질이 온후하고 성장과 숙성의 의미를 포함하고 있으므로 이때는 곡식과 채소, 과일이 알알이 키지고 속살이 자오른다.

장부 중에서는 土에 해당하는 비장과 위장이 열심히 일을 시

작한다. 비장은 위장과 반대로 음(陰)의 장부이자 습토(濕土)에
해당하므로 장하에 습한 기운이 강해지는 것은 비장의 활동을 어
렵게 한다. 비장에 습병이 생기면, 속이 메스꺼워 토하거나 설사
가 나기도 하고, 소화도 잘 되지 않아 입맛이 없어지고 기운이 떨
어진다. 따라서 음식도 냉하거나 습한 것은 피해야 하는데, 냉음
료, 생야채, 날고기 등이다. 여름철에 나는 과일도 냉한 성질이
어서 습을 만드니 적당히 먹어야 하고 과식하는 것도 좋지 않다.
120년이 넘게 꾸준히 판매되고 있는 소화제 활명수®는 『동의보
감』에 수재된 '평위산'이라는 처방을 기본으로 하는데, 평위산은
소화기에 습을 없애주는 처방이다. 생명력이 긴 약들에는 그만한
이유가 있는 것이다.

몸에 습병이 생기면, 기와 체액의 정상적인 순환이 이루어지
지 않으므로 몸이 붓거나 대소변에 이상이 오기도 한다. 습한 기
운이 뼈마디에 있으면 온몸이 다 아프고 관절염이 생긴다. 피부
에서도 높은 습도로 인해 습진, 무좀, 중이염, 여성의 대하, 남성
의 낭습 등이 잘 발생한다. 이러한 증세를 이기기 위해서는, 습기
가 많은 계절의 특성상 짜증도 많이 나고 우울해지지만 기운이
정체되지 않도록 의식적으로 활기차게 지내야 한다. 비위를 억누
르는 생각(思)은 적게 하고 마음을 편히 가져야 한다. 활동에서도
이슬을 맞지 않고 안개를 피하며 습한 곳에 오래 머물지 않는다.

매년 장마 때나 장마가 끝날 즈음이 되면 소화불량이나 배탈,

설사 환자가 늘고, 요통, 관절염, 신경통 등을 호소하는 분들이 많아진다. 에어컨과 제습기 등이 널리 보급되어 과거에 비해 습의 관리가 용이해졌음에도 이러한 환자들을 대할 때면 자연의 변화에 경이감을 느낀다.

가을

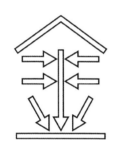

가을에는 만물을 수렴시키고 굳어지게 하는 금(金)의 기운이 강해져서 여름에 한없이 발산되던 기운이 내부로 힘을 모으기 시작한다. 이런 金의 힘은 만물을 심사하여 살릴 것은 살리고 죽일 것은 죽이는데, 껍데기인 나뭇잎은 죽여서 낙엽이 되어 떨어지고 알맹이인 씨앗과 열매는 살린다. 수렴의 힘으로 말은 살찌고 초목과 곡식은 통통하게 여물고 과실수에서는 열매가 익어가며 금의 속성대로 껍질이 단단해진다.

인체도 수렴하는 기운을 키우려면 일찍 일어나되 일찍 잠들어서 밤의 활동을 줄이며 심하게 땀이 나는 운동을 삼가고 마음을 안정시켜야 한다.

장부 중에서는 金에 해당하는 폐장과 대장이 활발히 활동을 시작하나 앞 계절을 건강하게 보내지 못했다면 폐장을 건조하게 하는 조(燥)의 기운이 유행하여 폐장을 병들게 한다. 조(燥)병이 생기면, 낙엽처럼 폐장이 건조해지기 때문에 호흡기의 점막도 메마르고 마른기침을 많이 하며 면역력이 떨어져 감기, 천식, 폐렴 등에 걸린다. 폐결핵도 가을에 가장 발생빈도가 높고, 폐장이 주관하는 피부도 건조해져서 아토피, 건선 등 피부질환이 심해진다. 따라서 가을에는 건조한 환경에 오래 머물지 말고, 찬 공기가 들어오지 않도록 신경써야 한다.

또한 가을에 인체에서 金의 나쁜 기운이 지나치면 오행의 금극목(金剋木) 원리에 따라 간장이 약해지므로 이때는 간장에 좋은 음식이 추천된다. 가을에 마시는 술이 봄에 비해 빨리 취하는 이유이기도 하다.

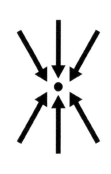

겨울

겨울은 수(水)의 기운이 강해지는 시기로, 인간과 만물은 봄, 여름, 가을 동안 만든 생명력과 에너지와 기운을 저장하고 축적하며 봄의 활동을 기다리는 기간이다. 사방의 기운이 응축되어 양기가 완전히 압축되며 고요해지는 모습이다. 겨울 동안 씨앗은 땅속에서 냉한 수기(水氣)를 받아들여 봄을 기다리고 식물은 나무의 뿌리에 영양을 축적한다.

사람도 움직임을 줄이고 신음(腎陰)을 축적해 정기(精氣)를 길러야 건강한 봄을 맞이할 수 있다. 옛 선인들도 집에서 쉬며 활동량을 줄이고 다가올 농사철에 대비하곤 했다.

『동의보감』에도 '해가 뜨기 전에는 일어나지 않고, 낮에는 볕을 쬐고 해가 지면 집에 들어가야 하며 아래를 따뜻하게 하고 머리는 시원하게 하라'고 되어 있다. 또한 겨울철 음기를 보양하는 법으로 '따스한 방에서 지낼 것이며, 갑자기 기운이 빠져나가지 않도록 살갗으로 땀을 흘리면 안 된다. 이것을 거역하면 신이 상하여 봄에 나는 기운을 돕는 힘이 적어진다'라고 나와 있다. 요즘은 추운 겨울에도 실내가 덥고, 땀을 흘리는 운동을 많이 하지만, 자연의 변화에 맞추어 생활하려면 충분한 수면과 제대로 된 섭생이 중요하고 과도한 활동도 자제해야 한다.

장부 중에서는 水에 해당하는 신장과 방광이 활동적으로 움직이지만 앞 계절을 건강하게 보내지 못했거나 기후변화에서 한(寒)의 기운이 너무 강해지면, 신장이 약해져서 소변을 자주 보게 되고 아랫배가 차가워지며 신장, 방광, 자궁, 전립선 질환이 생긴다. 신장이 지배하는 인체의 아래가 차가워지면 발목, 무릎의 관절염이나 순환장애, 생식기 질환도 많이 생기므로 주의해야 한다.

섭생에서는 水의 기운을 억누르고 火 기운을 북돋는 따뜻한 성질의 음식을 추천한다.

Part 2

"궁금해요!" 음양오행 건강 상담소

감기는 굶어야
빨리 낫는다

　　　　　　우리 몸은 기본적으로 따뜻함을 좋아하고 적절한 신진대사와 면역의 유지를 위해 일정 체온을 유지해야 한다. 따라서 차가운 곳에 계속 있으면 면역성이 떨어져서 감기에 걸릴 확률도 높아진다. 감기 바이러스들은 차가운 온도에 적응력이 좋은 놈들이다! 특히 차가운 환경으로의 갑작스런 이동이나 피로, 과도한 스트레스 등은 이런 차가운 기운을 가진 감기 바이러스가 침투하기 쉽게 만들고, 이놈들의 침투 초기에 우리 몸은 오한(惡寒)이라는 증상을 겪게 된다.

　　반면 이러한 바이러스들은 더운 온도에는 취약하므로, 이들이 침입하면 우리 몸은 이를 물리치기 위해 체온을 끌어 올리는 작업을 한다. 외적이 쳐들어오는 비상사태가 발생했으므로 우리 몸은 가능한 한 모든 작업을 중단하고 체온을 올리기 위해 최대한 에너지를 동원하려 한다. 즉, 위급상황이다 보니 인체의 기본 활동 중 중요한 '소화'나 '배변활동'에마저도 사용할 에너지의 여유가 없어지는 것이다. 때문에 입맛을 잃게 되고 배변도 정상적이지 않게 된다.

음양이 잘 조화된 건강한 상태의 우리 몸은 외부에서 찬 기운을 포함한 바이러스가 우리 몸 안으로 들어오면 당연히 이를 내보내려고 한다. 즉, 1차적으로 코의 점막에서 '가벼운 콧물'이나 '재채기' 등의 증상을 일으키고, 이게 뜻대로 되지 않으면 2차적으로 아주 많은 콧물, 가래를 내보내거나 코를 막아서 '코막힘' 증상이 생기게 한다. 여기서 콧물이나 가래는 외부에서 들어온 찬 기운이 뭉친 것이고, 이를 내보내려는 것이나 코막힘은 우리 몸을 지키려는 몸부림인 것이다. 이 과정을 항히스타민제 등으로 중단시켜버리면 잠시 콧물이나 코막힘은 멈추지만 찬 기운은 몸에 여전히 남게 되어 감기는 더 오래가게 된다.

특히 겨울에 코가 자주 막히는 '만성 비색증'은 외부의 찬 기운이 폐장으로 들어가는 것을 막기 위해 첫 관문인 코를 닫음으로써 나타나는 증상이다. 이때 오트리빈®과 같은 비충혈 제거제를 사용하면 일시적으로 코막힘이 없어지긴 하지만 폐장은 찬 기운에 노출되므로 인체는 힘들어질 수 있다. 이것은 오트리빈®을 사용하여 일시적으로 호흡이 잘될 때 코에서 찬바람이 나오는 증세로 폐장이 차다는 것을 확인할 수 있다. 따라서 이런 체질은 평소에 냉음료나 찬 성질의 음식을 피하고 따뜻한 생강차 등을 즐겨야 폐장이 차가워지는 것을 막을 수 있다.

이처럼 감기에 대항하기 위해 인체의 에너지를 많이 사용하게 되는 경우나 찬 기운을 내보내기 위해 몸을 따뜻하게 해야 할 때, 인체에서는 효소의 역할이 매우 중요해진다.

우리 몸에서 만들어지는 효소는 대사효소와 소화효소로 나뉘는데, 이들은 상황에 따라 상대를 도와준다. 즉, 몸에서 다양한 대사활동이 진행될 때는 소화효소가 대사효소로 이동해 도와주고, 과식을 하거나 체했을 때는 대사효소가 일부 소화효소로 이동한다. 밥을 먹고 나면 졸린 이유가 대사효소를 가져다 쓰기 때문이다.

특히 인체가 질병에 걸려 싸워야 할 위급상황에서는 소화효소의 적극적인 지원을 받아야 이겨낼 수 있다. 감기에 걸렸을 때 인체는 이와 싸우기 위해 체온을 높이고 에너지를 많이 쓰게 되므로 소화효소가 대사효소로 이동하게 되고 소화효소의 여력이 줄어들므로 입맛을 잃게 된다. 이를 무시하고 억지로 먹으면 오히려 위장에 탈이 난다. 노인이 되어 음식을 적게 먹게 되는 이유도 보다 중요한 대사효소를 유지하기 위해 소화효소의 사용을 줄이려는 자연적인 인체의 노력이다.

하지만 우리의 정에 넘치는 어머님들께서는 보통 자식이 감기에 걸리면 안타까운 마음에 고기 반찬과 영양가 넘치는 음식을 마련하신다. 당연히 자식을 사랑하는 애틋한 마음에서이다. 그러나 이것은 잘못된 방법이다. 개나 고양이 등 반려동물들을 키워 본 사람들은 알겠지만 동물들은 몸에 질병이 생기면 아무리 좋은 먹이를 주어도 질병이 나을 때까지는 먹이를 거부한다. 이러한 행동은 몸을 살리기 위한 필사적인 조치이다.

따라서 감기에 걸리면 굶어야 빨리 나을 수 있다! 기본적인 체력 유지를 위해 굶을 수가 없다면 소화가 다 된 음식인 죽을 먹거나 소식을 하거나 소화제를 먹는 것이 감기의 치료에 도움이 된다.

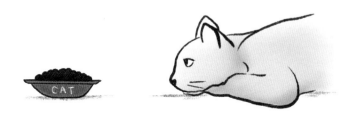

자연에는 식물 효소, 동물 효소, 미생물 효소 등 효소가 풍부하게 존재한다. 그러나 우리의 먹거리 중 많은 부분이 생산과 소

비되는 과정에서 효소가 고갈된 채 식탁에 오르게 되는 것이 현실이다. 즉, 대량생산을 위한 과정에서 사용하는 농약, 화학비료 그리고 인공 사료들은 식품이 본래 가지고 있는 자연의 효소를 줄어들게 하고, 가공되거나 화학첨가물이 첨가되어 생산되는 식품, 인스턴트식품 등에는 효소가 거의 없기 때문이다. 조리 과정에서 사용하는 강한 열도 효소를 파괴한다.

특히 냉장보관은 과일이나 채소의 신선도를 유지하기 위해 필요하지만 장시간의 보관은 효소의 파괴를 가져온다. 현대인들은 스트레스로 쌓인 열을 해소하기 위해 무의식적으로 냉장고에 보관된 냉음료를 마구 소비한다. '얼죽아'라는 표현은 젊은이들 사이에 유행하는 신조어다. 얼음이 넘치는 시원한 음료를 마시는 자극적인 TV 속 광고는 이를 더욱 유혹한다. 그러나 효소는 따뜻한 온도에서 유지 내지 번식을 하고 위장도 따뜻한 음식이 들어가야 소화효소가 잘 분비된다. 이런 면에서 보면 안전상비의약품의 한 가지로 편의점에서 판매되는 액상 소화제들이 모두 냉장고에 보관되어 판매되는 현실은 이를 무시한 안타까운 현실이다.

결국 이런저런 이유들로 인해 소화효소가 다량 소모되고 이는 대사효소의 부족으로 이어지면서 우리 몸에서는 각종 질환이 발생하고 노화가 빠르게 진행되는 상태에 이른다. 따라서 현대인에게 효소의 복용은 가히 필수적이라 말할 수 있겠다!

효소가 많은 대표적인 식품이 효모이다. 필자가 어려서는 '원기소®'라는 제품으로 약국에서 판매되었는데, 당시에는 어린아이부터 노인까지 온 국민이 복용했던 인기영양제였다. 요즘은 약국이나 건강식품을 취급하는 여러 곳에서 다양한 종류의 효소제를 판매하고 있다.

우리가 흔히 접할 수 있는 음식 중에서 효소제로서 가장 권장되는 음식이 무이다. 무는 효소를 풍부하게 갖고 있어서 실제 음식점의 기본 반찬으로 쓰이고 있다. 중국 음식점에서는 단무지가 밀가루 음식의 소화제로, 설렁탕집에서는 깍두기가 기름진 음식의 소화제로 쓰인다. 일반 가정뿐만 아니라 고기, 생선을 취급하는 음식점에서도 소화를 돕기 위해 항상 무를 함께 넣어 요리한다.

우리의 전통음식인 김치, 된장, 청국장, 간장 등은 효소가 많은 훌륭한 발효식품이다. 지금도 잔칫집과 같이 다량의 음식을 먹게 되는 곳에는 항상 효소가 많은 식혜와 수정과가 디저트로 나온다. 이런 음식들은 과거 먹을 것이 풍부하지 못했던 시기에 우리 선조들의 질병을 이겨내게 해준 더할 나위 없이 훌륭한 효소건강식품이었다. 최근 발효 식품이 암세포나 성인병 억제에 효과적이라는 잇따른 연구 발표도 이를 뒷받침해준다. 필자는 개인적으로 이러한 음식문화를 유산으로 물려준 우리의 조상들에게 무한한 존경심과 감사의 마음을 전해드리고 싶다.

체하면 왜 머리가
아프고 어지러울까

약국을 방문하는 환자 중에 머리가 아프다며 진통제를 요구해서 증상을 자세히 물어보면 소화장애가 동반되는 경우가 자주 있다. 이런 두통은 소화장애로 인해 발생한 상태여서 환자의 요청에 따라 무심코 진통제를 건네준다면 정확한 치료를 기대하긴 어려워진다. 일부이긴 하지만 진통제를 만병통치약으로 생각하고 소화기의 경련에 사용하는 환자도 있다. 일반 의약품의 판매와 복약지도가 항상 세밀하게 이루어져야만 하는 이유이다.

이처럼 체했을 때 두통을 동반하는 이유는 무엇일까? 심하면 손발이 냉해지거나 어지러워지기도 하는 이유는? 만져보면 명치에 통증이 느껴지기도 하고, 체기가 지속되면 위장 근육이 뭉치고 두꺼워져 명치 부위가 단단해지기까지 한다. 이는 병원에서 '급성위염'이라는 병명으로 진단되지만, 동양의학적인 관점으로 보면 음식이 위장에 쌓여 정체된 채 제때 빠져나가지 못하여 생기는 '담음(痰飮)'이 원인이다. 이때 생긴 담음이 혈관과 림프관을 타고 이동하여 머리로 가게 되면 두통과 어지러움을 유발하고 말초에 이르면 손발이 냉해지기도 하는 것이다.

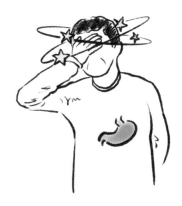

『동의보감』에는 '십병구담(十病九痰)'이라 하여 '10가지 병 가운데 9가지는 담음 때문이다'라고 적혀 있다. 담음은 인체에서 다양한 질환의 원인이 되는데, 이번 글에서는 이러한 담음에 대해서 살펴보고자 한다.

우리 몸의 약 70%는 수분으로 이루어져 있다. 동양의학에서는 이러한 체액의 변화와 질병과의 연관성을 꾸준히 관찰해 왔는데, 인체 내에는 제대로 대사되지 못한 수분이 일으키는 많은 병리적인 현상들이 있고 그중 대표적인 질병이 담음이다. 흔히 가래를 '담(痰)'이라 부르고 등이나 어깨 부위에 생기는 '담 걸린다'는 표현의 담도 같은 의미의 담음이다.

한자 '담(痰)'을 보면 '병질엄(疒)' 부수 안에 '불화(火)' 자가 2개나 있어서 갇힌 곳에 열이 쌓이는 형상이다. 따라서 담음은 노폐물을 담은 몸 안의 수분이 열을 받아 가래와 같은 형태로 변하면서 생리활성을 잃은 상태를 말한다. 즉, 인체 내에 흡수된 수분이 혈액, 림프액, 침, 척수액, 호르몬 같은 유익한 진액으로 바뀌지 않고 체내에 군더더기로 남아 병리적인 현상을 일으키는 것이다. 이러한 담은 형성된 이후에 우리 몸의 여기저기를 돌아다니며 기혈의 소통을 방해하는데, 가래처럼 눈에 보이는 것도 있지만 대부분 몸속에서 보이지 않게 존재하므로 내시경이나 X-ray, CT, MRI 검사 등으로도 발견되지 않는다. 담음으로 인해 생기는 병은 무수히 많고 그 증상으로 인해 고통스러운 경우도 많지만 이처럼 검사에서는 판별할 수 없으니 그 원인을 알 수 없어 답답한 경우가 많다.

좁은 의미의 담음은 위장을 비롯한 소화기관의 기능저하에 의해서 생긴다. 과식이나 폭식, 불규칙한 식습관, 지나치게 맵고 짠 자극적인 음식, 기름진 음식, 정제와 가공을 많이 한 음식, 인스턴트식품, 과도한 스트레스, 운동 부족 등이 원인이다. 이들은 대부분 위장에 나쁜 열을 발생시키는데, 이때 위장에 남아있던 노폐물, 수분과 함께 담음을 형성한다.

위장에 생긴 담음은 내시경상으로는 아무런 이상 소견을 보이지 않지만 달걀흰자위와 같은 형태로 위벽에 붙어 있다가 혈관으로 흡수되거나 일부는 위장 외벽에 쌓여 단단한 담적(痰積)이 되고 나머지는 음식물과 함께 장으로 흘러 내려간다. 이러한 경우 초기에는 복통, 소화불량, 트림, 구토 등이 나타나면서 점차 물을 마시기 어려워진다. 특히 여기에서 생긴 담음은 어깨나 등, 허리로 이동하여 결림과 통증을 일으키는데, 이것은 소화기관과 관계된 경락이 그 쪽으로 흐르기 때문이다.

넓은 의미의 담음은 전신의 체액순환장애로 생기며 그중 림프순환장애가 주원인이다. 우리 몸에서 수분은 혈액, 림프액, 조직액 등 모든 체액에 분포되어 있으므로 담음은 체액이 있는 세포, 장기, 조직 등 우리 몸의 어디든지 생겨날 수 있다. 이런 체액에 순환장애가 생기면서 열이 더해지면 담음이 되는데, 염증성 질환, 전신 마취, 수술, 타박상, 피로누적, 기가 막히는 상황, 무절제한 성생활, 과도한 긴장, 스트레스 등이 순환장애의 원인이다. 예를 들어, 제왕절개수술을 한 산모나 수술 후 환자들이 건망증이 생기고 살이 찌거나 무언가 컨디션이 안 좋은 증상들이 생겨난다면 그 이유는 담음이라고 볼 수 있다.

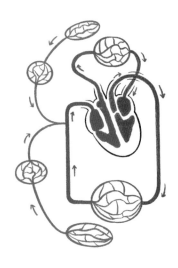

　결과적으로, 담음의 원인은 위장 장애와 체액순환 장애(특히 림프순환 장애) 그리고 비정상적으로 생기는 열이다. 여기서 열은 체질적 요인이나 식습관, 환경적인 것 등 여러 이유가 있으나 정신적·육체적인 스트레스가 가장 큰 원인이 된다. 이렇게 생긴 담음은 사람에 따라 몸의 약한 부위에 나타나 다음과 같은 질환들을 일으킨다.

• 담음이 머리에 머물면 두통, 어지럼증, 기억력 감퇴 등의 증상이 나타난다.
• 폐장에 머물게 되면 숨쉬기가 곤란하고, 숨이 차면서 가슴이 답답하고, 기침과 가래가 생기며 누우면 증세가 더 심해진다.

- 심장에 머물게 되면 가슴 두근거림, 불안증, 수면장애, 정신 혼미, 공황장애 등의 원인이 된다.
- 소화기에 머물면 명치가 답답하고, 복부팽만감, 위산 역류, 속쓰림, 복통, 위 무력증, 오심, 구토, 잦은 트림, 변비, 설사, 잔변감 등이 생긴다.
- 간장에 머물게 되면 간장의 대사기능에 장애가 생기기 시작한다. 점차 담이 더 쌓이면 간장 질환으로 넘어가기도 한다.
- 신장에 머물게 되면 신장의 기능이 저하되면서 소변이 자주 마렵거나 소변을 보더라도 시원하지 않다. 얼굴이나 손발이 자주 붓기도 한다.
- 근·골격계에 머물면 마비감, 뻣뻣한 증상이 생기거나 몸을 움직일 때마다 뜨끔뜨끔하게 아프고 기침할 때도 아프다.
- 전신으로 담이 머물면 몸이 무겁고, 노폐물이 쌓여 비만이 된다. 이는 현대의학에서의 비만, 고혈압, 당뇨, 고지혈증 등 만성질환의 원인이 될 수 있다.

과거 우리 조상들은 위장에 생기는 담음을 예방하기 위해 식혜와 조청을 즐겨 먹었다. 식혜는 잔칫집에서 여러 음식과 함께 꼭 상에 올라오는 디저트로, 차려진 음식을 다 먹고 난 후에 소화제로 먹었다. 원료가 되는 엿기름은 보리에 싹을 틔운 것인데, 여기에는 '아밀라아제'라는 소화효소가 다량 함유되어 있어서 담음을 삭혀주고, 단맛이 있어 위장의 기운을 북돋아 준다. 뿐만 아니라 엿기름에는 장내미생물환경을 이롭게 하는 효소와 뇌신경을 안정시키는 '가바(GABA)' 성분이 들어있어서 장 환경의 개선과 스트레스의 해소에도 도움이 된다.

효소는 담음을 없애주는 데 중요한 역할을 한다. 이는 우리 몸의 각종 대사에 관여하고, 소화기능을 돕고, 노폐물을 태워 배출함으로써 담음의 형성요인을 없애준다.

담음을 제거하기 위해 약국에서는 여러 효소제와 항산화제, 유기산, 순환제들이 주로 응용된다. 은행잎 제제, 나토키나제, 크릴오일, 오메가 3, 오메가 6, 구연산, 아르기닌, 시트룰린, 비타민 C 등의 제품과 여러 한약제제들이 있다. 순환에 중요한 림프관은 근육과 근육의 사이에 존재하므로 근육의 수축과 이완을 도와주는 칼슘과 마그네슘, 옥타코사놀 등을 복용하는 것도 좋다.

필자는 담음이 자주 생기는 분들에게 식혜와 함께 식초를 권장한다. 신맛의 음식은 간장의 기운을 올려서 스트레스를 풀어주고, 간장이 다스리는 근육의 수축과 이완작용을 도와 담음을 배출한다. 또한 식초에는 초산, 유기산 등이 많이 함유되어 있어서 근육에 쌓이는 노폐물인 젖산의 분해를 돕는다.

아이는 열이
나면서 자란다

아기는 태어난 후 100일까지 모든 면에서 놀라울 정도로 빠른 성장을 한다. 아이가 막 태어났을 때의 평균 체중은 3.3kg인데, 3개월이 되면 2배인 6.6kg이 되고 키도 약 50cm에서 60cm 이상으로 자란다. 이 시기를 자세히 살펴보면, 태어난 지 한 달 정도부터 가볍게 열이 나면서 칭얼거리기도 하고, 입술이 살짝 부풀기도 하며 때로는 아주 고열이 나서 3~4일 정도 앓기도 한다.

생후 3~4개월부터는 첫 이가 나면서 침이 왕성하게 분비되기 시작하는데, 침이 분비된다는 것은 이때부터 이유식을 먹겠다는 인체의 표현이기도 하다. 가끔은 더욱 울고 보채며 아파하고 열도 심해진다. 이런 증상은 일종의 성장통으로, 아이의 성장 과정에서 내부 장기가 급격하게 발달하며 나타나는 자연스러운 현상이다. 또한 면역을 키우는 과정이기도 하다. 이때 나는 열을 현대의학에서는 원인을 알 수 없는 '불명열(不明熱)'이라고 하지만, 전통의학에서는 '변증열(變蒸熱)'이라고 한다. 변증열은 특히 아이가 가장 많이 자라는 시기인 24개월 정도까지 자주 발생한다.

아기의 몸이 갑자기 자라면 일시적으로 음(陰, 영양) 부족이 생기는데, 이를 음양론으로 볼 때는 음(陰)에 비해 양(陽)이 많은 상태를 의미하며 열이 발생하는 원인이 된다. 이때의 아기들은 어른들보다 기(氣)가 왕성하고 체력이 좋은데다 체온 조절 중추가 미숙하므로 체온이 급격히 높아지기 쉽다. 양(陽)이 많고 기(氣)가 왕성한 것은 사람의 몸에 열을 발생시키는 주요한 원인이 된다.

아이들의 변증열은 한 달쯤 간격으로 짧게는 2~3일, 길게는 7일 정도 열이 나다가 저절로 가라앉기 때문에 39℃가 넘지 않으면 큰 문제가 되지 않는다. 며칠 지나 스스로 이겨내면 아픈 만큼 튼튼해지므로 이 기간 동안 부모는 안쓰럽더라도 기다려줘야 한다. 조금 큰 아이들도 급격히 자라거나 상당한 몸의 변화가 있을 때는 그 부위로 혈액이 몰리면서 염증이 생기거나 약간의 열이 나기도 한다.

아기가 변증열을 앓고 나면 새로 이가 나거나 뒤집기, 일어나기 등 큰 변화가 생긴다. 옛 어른들은 이러한 열을 '지혜열' 또는 '성장열'이라고 부르기도 했는데, 열이 확 올랐다 내리고 나면 아이가 더 똘망똘망해지고 쑥 크기 때문이다. 따라서 변증열은 아기들의 성장 과정에서 생기는 정상적인 열이며 생리적인 현상으로 받아들여야 한다. 아기들은 '열 내기'를 통해 몸속의 나쁜 균을 없애 면역의 바탕을 만들고 면역체계의 훈련을 할 뿐만 아니라 오장육부를 키워나가며 성장한다.

그러나 아이의 변증열에 대한 이해가 없는 부모는 아기가 열이 날 때마다 아픈 것으로 오인해 무조건 약에 의존하는 방법을 택하기 쉽다. 즉, 아이의 칭얼거림에 놀라서 약간의 열에도 해열제를 복용시키는 것이다. 하지만 이 시기의 성급한 해열제 사용은 오히려 아이 장기의 정상적인 성장에 방해가 되고, 면역체계의 연습 과정에 이상을 줄 수 있다. 특히나 변증열이 생기는 기간에는 간장의 해독력이 떨어져 있기 때문에 간장해의 부작용을 가진 해열제는 오히려 아이 몸에 부담을 줄 수 있다.

아기가 열이 나면 엄마는 아기의 변화를 세밀하게 관찰할 필요가 있다. 우선 감기로 인한 열인지 변증열인지를 구별해야 하고 가능한 한 해열제는 사용하지 않아야 하지만, 아기의 뇌를 보호하기 위해서는 아주 고열이 나는 상황에도 미리 대비해야 한다. 변증열은 단지 열 이외에 특별한 증상이 없고 땀만 조금 흘리는 정도이다. 기침이나 콧물이 없고, 배앓이도 없지만 칭얼거리며 가끔 고열이 생기므로 계속 주의해서 지켜봐야 한다.

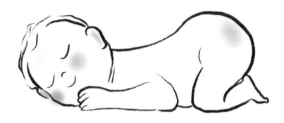

변증열인지를 알기 위해서는 귀나 엉덩이를 만져보면 된다. 몸에 열은 있는데 귀나 엉덩이가 차가울 때는 감염에 의한 발열이 아니라 변증열에 의한 열인 경우가 대부분이다. 특히 밤에 이유 없이 울고 짜증을 내지만 낮에는 잘 놀 수 있다. 이와 비교하여 열은 나는데 손발이 찬 것은 소화 장애가 있거나 급체했을 때 생기는 증상이다. 체하면 기의 운행이 막혀서 손발이 차고 이마에 열이 나기도 한다. 이때는 복부 마사지를 하거나 팔다리를 주무르는 것이 도움이 된다.

변증열이 확인되면 엄마는 느긋한 마음으로 아기가 자연스럽게 나아지기를 기다려야 한다. 아기가 아파하거나 울면 안아서 토닥거려 주면 된다. 아기의 신체적 만족은 정서 발달에 매우 중요한 부분이므로 우는 아이를 달래고 안아주는 것은 중요하다.

이 시기의 정서적 안정감은 아이가 커가면서 정신적, 사회적 발달에 중요한 요소가 되기 때문이다.

약국에서 함께 일하는 직원의 아이가 9개월째 되던 어느 날, 갑자기 이가 4개나 올라왔는데, 그날부터 아이에게 열이 생기기 시작했다. 병원에 가도 특별한 원인은 없었으나 아이의 할아버지와 아버지에게 후천적인 청각장애가 있었던 터라 덜컥 두려운 마음이 든 엄마는 아이에게 우선 해열제를 먹였다. 그러나 시간이 지나면 다시 반복적으로 열이 오른다고 하기에 자세히 물어보니, 낮에는 잘 놀고 귀를 만져보니 열이 없다고 하여 해열제의 투여를 중단하도록 권했다. 해열제 중단 후 아기의 열은 수일에 걸쳐 자연스레 가라앉았고, 이후에도 가끔 특별한 이유 없이 열이 날 때마다 아이 엄마는 이러한 변증열에 대한 경험을 잘 활용하여 건강하게 아이를 키우고 있다.

치아는 신장이 주관하기 때문에, 치아 4개가 갑자기 올라올 때는 신장의 에너지를 많이 사용하게 되므로 일시적으로 영양 부족 상태가 되어 변증열이 생기게 된다. 이때 해열제를 사용하면 신장이 악혜질 수 있다. 아이들은 열이 나면서 자라는 것이다. 인체는 열을 발산할 필요가 있기에 열을 낸다는 점을 꼭 기억하길 바란다.

아이가
엄지손가락을 빨아요

요즘은 가정에 자녀가 한둘뿐이라 부모는 자연히 아이의 작은 변화에도 예민해지기 마련이다. 육아와 양육에서도 인터넷과 SNS 등의 발달로 부모들은 필요한 정보를 나름대로 많이 습득하여 이를 적극적으로 활용한다. 그래서인지 아이가 조금만 아파도 병원에 가고, 건강에 좋다는 제품들을 이것저것 챙겨 먹인다. 이러한 현대적인 방식들이 과연 옳기만 한 것일까?

『동의보감』에서는 '사람에 따라 형체와 색깔이 다르고 장부 또한 다르므로 치료법을 다르게 해야 한다'라고 쓰고 있다. 인간도 본능적으로 살아가는 동물들과 마찬가지인 자연의 일부이다. 필자도 아이 둘을 키운 부모로서, 삶과 건강에 있어서 지나친 보호가 오히려 병약한 아이를 만들고 있지는 않은지 고민해 볼 필요가 있다는 말을 이 글을 통해 전하고 싶다.

흙을 먹는 아이

어린 아기들이 어쩌다 흙바닥에서 놀게 되면, 철퍼덕 주저앉아 손으로 흙을 휘적휘적대다가 갑자기 흙을 먹는 일이 생길 때가 있다. 엄마들은 순간 당황하여 아이를 혼내고 손을 씻기지만 아이들은 오히려 반항을 한다. 요즘은 아스팔트나 보도블록 등 인공 구조물로 이루어진 환경에서 아이들이 주로 놀며 지내지만, 예전에는 흙바닥에서 놀던 아이들이 흙을 먹는 일을 자주 볼 수 있었다. 아기들은 왜 이런 행동을 하는 걸까?

흙을 섭취하는 토식증(geophagy)은 원숭이, 돼지, 새 등 자연의 많은 동물에게서 자주 관찰된다. 자신이 사는 먹이 환경에서의 부족한 영양분을 공급받기 위해서이다. 아프리카에서는 아직도 흙을 먹는 일부 사람들이 있는데, 특히 임신이나 모유수유 중인 여성들이 영양분을 얻기 위해 많이 먹는다. 흙의 영양분은 지역에 따라 약간의 조성은 다르지만 주로 무기질이며, 천연의 미네랄이 많이 녹아있기 때문에 동물이나 사람의 몸에 미네랄이 부족해지면 본능적으로 흙을 먹는 것이다. 육식동물인 호랑이도 미네랄이 부족해지면 가끔 풀을 뜯어 먹는 것을 볼 수 있다.

미네랄은 주로 물, 흙, 해조류, 채소 등에 많이 포함되어 있지만 정수기의 사용, 육류나 인스턴트식품, 가공식품 위주의 식생활은 우리 몸에서 미네랄 부족 현상을 일으킨다. 더구나 먹거리의 대량생산과 화학농법에 의한 농산물은 식품으로서의 미네랄 함량을 점점 떨어뜨린다. 주식인 곡류나 과일도 미네랄이 많이 함유되어 있는 껍질 부분을 제거해 먹고, 햇볕을 쬐는 시간의 부족은 미네랄 흡수에 필요한 비타민 D의 결핍을 일으킨다.

특히 아기들은 급속히 자라기 때문에 성장에 필수적인 미네랄을 미처 충분히 보충받지 못하는 경우가 많다. 때문에 아기들이 흙을 접촉하면 깨끗하거나 더럽다는 이성적인 논리 없이 마치 자연 속의 동물처럼 미네랄을 보충하고자 하는 본능을 느끼는 것이 아닐까? 이처럼 아기가 흙을 먹는 일이 생기면 엄마는 아기를 위해 미네랄이 많이 함유된 식단을 준비하는 것이 좋겠다.

과도한 영양제가 성장을 방해한다

약국을 이용하는 젊은 부모들은 다양한 정보를 통해 자신들이 직접 구입한 아이들 영양제나 건강보조식품에 대해 필자에게 자주 질문해 오곤 한다. 유산균, 홍삼, 아연, 프로폴리스, 칼슘, 비타민 D, 철분, 종합 영양제, 다양한 비타민 B군 제품 등 엄마들의 아이 건강 챙기기가 교육열에 뒤지지 않는다. 그러나 이런 영양제들이 과연 아이들을 균형 있게 성장시키고 늘 도움이 될지는 한 번쯤 생각해 볼 일이다.

아기들은 지식을 배우듯이 음식을 소화시키고 흡수하는 과정을 배운다. 즉, 엄마 젖을 거쳐 이유식을 시작하면서 맑은 죽 → 걸쭉한 죽 → 고형의 음식 단계를 거치며 '씹는 습관'을 키우고 새로운 먹거리들을 소화, 흡수하는 학습을 하게 된다. 그러나 이러한 시기에 과도하게 영양제를 먹게 되면, 아기의 소화기는 굳이 무리하게 음식으로부터 영양소를 얻으려고 애쓸 필요가 없어지므로 그 기능 발달에 장애가 올 수 있다. 특히 성장에 중요한 야채는 겹겹이 섬유소에 싸인 상태이므로 오래 씹고 삭여야 해당 영양소를 흡수할 수 있는데, 영양제를 통해 영양소를 쉽게 흡수하는 것이 습관화된 아기는 그러한 기능 발휘가 어려워진다. 이런 이유로 때로는 아이가 과도하게 영양제를 섭취해서 오히려 밥을 잘 안 먹게 되는 경우도 생긴다.

사람의 몸에서 사용하지 않은 장기는 퇴화하는 법이다. 더구나 한참 자라야 할 아기들의 소화기가 영양제에 너무 익숙해지면 어떻게 스스로 자신의 일을 하게 될 수 있을까? 결국 소화기가 제대로 자라지 못하면 역으로 영양 불균형이 올 수도 있다.

영양제는 잠을 줄여 가며 공부해야 할 학생이나 체력이 떨어지는 직장인, 소화기관의 능력이 떨어진 노인, 병중인 환자들에게 꼭 필요하다. 그러나 자라는 아기들이 다량의 영양제를 먹는 것은 도리어 해가 될 수 있다. 굳이 영양제를 먹는다면 아기가 질병을 앓거나, 영양섭취가 부족하거나, 편식을 하는 등 꼭 필요한 경우에만 가끔 먹이는 것이 좋다. 영양제를 먹더라도 3~4개월이 지나면 소화, 흡수가 습관화되므로 바꿔주는 것이 좋다.

엄지손가락을 빠는 아이

가끔 엄마 품에서 자신의 엄지손가락을 빨고 있는 아기들의 모습을 보게 된다. 그러면 대개 부모들은 비위생적이라며 강제로 저지하곤 한다. 아기 손이 헐 수도 있고, 돌출 입이 될까 봐 예전에는 엄지손가락에 아주 쓴맛의 약을 바르거나 붕대나 반창고 등을 감기도 했다. 요즘은 '빨기 교정기'나 '빨기 방지 장갑' 등이 제품으로 나와 있기도 하다. 이처럼 아이들이 엄지손가락을 빠는 이유는 무엇일까?

장부경락론에서 보면, 엄지손가락은 폐장의 경락(부록 참조)이 흐르는 자리다. 폐장은 인체에서 기관지, 편도선, 코, 대장, 피부 등의 기관을 주관하기 때문에 폐장의 기운이 떨어지면 폐장뿐만 아니라 폐렴, 감기, 편도선염, 비염, 변비나 설사, 피부질환 등에 쉽게 노출될 수 있다.

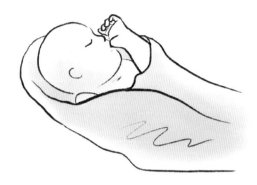

　　폐장이 약해지면 인체는 스스로 폐장의 기운을 올리려 노력하는데, 그 방법 중에 하나가 폐장이 흐르는 경락을 자극하는 것이다. 선천적으로나 성장 과정에서 폐장이 약해진 아기들은 엄지손가락을 빨아 폐장 경락을 자극한다. 이것은 누가 가르쳐 주는 것이 아니라 그냥 아기 스스로 약한 부위를 살리려는 동물적인 본능에서 비롯된 것이다. 그러므로 아이러니하게도 이런 아기의 행동을 저지하는 것은 오히려 폐장의 성장과정에 방해가 될 뿐이다. 유전적인 요소뿐 아니라 우리 주변에는 폐장을 약하게 하는 너무나 다양한 원인들이 존재한다. 오염된 환경이나 미세먼지, 폐장과 표리관계에 있는 대장의 건강에 해로운 음식 등이 대표적이다.

한쪽 다리만 사용해서 기어 다니는 아기

필자가 결혼하기 전에 친하게 지내던 대학 선배의 집에 놀러 갔던 적이 있었다. 당시 선배에게는 어린 아들이 있었는데, 살펴 보니 보통의 아기와는 다르게 한쪽 다리만 사용해서 기어 다니고 있었다. 형수님의 얘기를 들어보니 기어 다니기 시작한 처음부터 그랬고, 병원에서 검사를 해봐도 별다른 이상은 없었다고 했다. 그 당시 우려와 달리 아기는 별 탈 없이 잘 자라서 지금은 군대도 다녀오고 건강한 청년이 되어 있다.

그때는 이상하게 여겼지만 지금 생각해 보면 당시 아기는 자라는 과정에서 스스로 뼈를 맞추고 있었던 것 같다. 아기가 클 때는 몸의 균형적인 발달을 위해서 스스로 뼈 맞추는 운동을 한다. 생후 3개월부터 하는 뒤집기와 되짚기, 엎드려서 놀기, 상체 세우기, 집고 일어서기 등이 그것인데, 출생 후 100일에는 목뼈가 만들어져 목을 가누고 12개월에는 허리뼈가 완성되어 서기를 한다.

이때 부모는 부족한 자세를 보이거나 약간의 변형된 자세 등이 나타나더라도 성장 과정의 일부분으로 이해하고 이를 바로 잡아주는 행동은 자제하는 것이 좋다. 특히 아직 기지도 못하는 아기를 일으켜 세우려고 하거나 보행기를 태우는 일은 이러한 성장 과정을 무시하고 편하게 키우려는 부모의 무지함에서 나오는 행동이다. 보행기를 태우는 것은 '서기' 과정에서 발달하는 뼈나 관절, 근육의 발달에 이상을 초래할 수 있다. 당연히 이렇게 자란 아이는 성장장애나 성장 후에도 척추질환이 올 가능성이 높아진다.

태어날 때부터 아기들은 자기만의 체질과 기질을 가지고 있어서 모두 똑같이 자랄 수 없다. 자기만의 속도로 자라는 것이 정상적이므로 부모는 이를 이해하고 여유를 갖고 기다려줘야 한다.

아이들에게 면역질환이 급증하는 이유

알레르기는 유전과 환경이 모두 관여해 생긴다. 부모 한쪽이 알레르기를 가지고 있으면 50%, 모두 가지고 있으면 75% 정도 자녀에게 알레르기를 물려줄 확률이 있다고 한다. 하지만 최근 연구에서는 유전보다 환경에 무게를 더 두고 있는데, 특히 인체 면역세포의 70%가 몰려 있는 대장의 환경에 관심을 두고 있다. '성장환경과 음식' 두 요소가 유아기의 장내 세균총 결정에 매우 중요하고 이는 아이들의 면역형성에 중대한 영향을 미친다.

1989년 영국의 스트라칸 박사(David P. Strachan)에 의해 제안된 '위생 가설(hygiene hypothesis)'은 환경이 너무 깨끗하면 오히려 면역불균형이 생겨 알레르기 등과 같은 질병이 유발된다는 가설인데, 많은 면역학자가 이에 동의하고 있다. 이에 따르면, 유아기에 미생물에 대한 노출 부족이 알레르기 감수성을 증가시키므로 아이들을 온실보다는 자연에서 뒹굴게 해야 한다는 것이다.

도시보다는 농촌 아이들이, 아파트보다는 일반 주택에서, 혼자보다는 형제, 자매가 많거나 동물들과 함께 자란 아이들이 미생물과 접촉할 기회가 많기 때문에 장내 미생물이 다양해지고 정상화된다. 아토피가 있는 아이들이 숲속에서 생활하고, ADHD(주의력 결핍 및 과잉 행동 장애) 아이들이 자연 속에서 자랄 때 증세의 개선이 눈에 띄게 나타나는 이유이다.

결과적으로, 너무 깨끗한 주위 환경은 아이들이 자라면서 스스로 학습하며 얻게 되는 면역형성의 기회를 저하시킨다. 또한 살균제와 세정제의 지나친 사용, 과다한 항생제 사용 등으로 자연에 있는 건강한 미생물의 환경이 파괴되고 있는 현실도 성장하는 아이들에게 새로운 위협이 되고 있다.

아이들이 성장 과정에서 몸으로 표현하는 것들을 자세히 관찰하고 살펴보면 모두 본능적인 이유가 있다. 이를 파악하고 자연에 더 가까워지려는 성장 과정을 만드는 부모들의 지혜가 절실하게 필요한 시대이다.

코피 흘리는 아이

가끔 아이의 코피 때문에 걱정하는 부모들을 만난다. 잘 놀던 아이가 갑자기 코피를 뚝뚝 흘리거나 잠잘 때 베개가 코피로 흠뻑 젖는 심한 경우도 있다. 필자의 큰딸도 어려서 잦은 코피로 엄마의 애를 태웠던 기억이 새롭다.

코피는 경제사정이 넉넉지 않았던 70년대까지만 해도 영양이 결핍되어 오는 허로(虛勞)증이 주요한 원인이었다. 당시에는 밤새워 공부하는 학생들의 중요표식이 코피였고, 빈곤한 삶 속에서 억세게 살아가는 사람들의 코피는 영화나 소설에서도 단골 메뉴였다. 하지만 영양 상태가 좋아진 요즘에도 아이들이 코피를 흘리는 이유는 무엇일까?

해부학적으로 보면 코피가 나는 부위는 코의 입구 쪽인데, 이 부위는 콧속으로 들어오는 여러 혈관이 모여 있어서 이곳의 점막이 얇아지고 건조해지면 표면의 혈관이 쉽게 상처를 받아 터지게 된다. 더구나 아이들은 어른에 비해 코점막이 비교적 약하기 때문에 쉽게 코피가 터질 수 있다. 이런 경우 이비인후과에서는 연고를 처방하여 자주 바르게 하거나 전기소작술 혹은 약물로 코 혈관을 지지는 처치를 한다. 그러나 이처럼 단순히 코피를 봉쇄한다고 해서 문제가 해결되지는 않는다.

흔히 건조한 환경, 비강 건조증, 코를 자주 후비는 습관 등을 아이들의 코피가 생기는 원인으로 지목하지만, 조금 다른 시각에서 보면 너무 높아진 코 혈관의 압력 때문일 수 있다. 우리 몸의 혈관은 고무줄 같아서 혈액이 많이 몰리거나 압력이 높아지면 풍선처럼 부풀었다가 아주 작은 자극이 가해지기만 해도 쉽게 터지게 되는데, 이 현상이 코에서는 코피로 나타난다. 이렇게 코의 압력이 높아지는 원인은 무엇일까?

답은 콧속으로 몰리는 우리 몸속의 열 때문이라고 할 수 있다. 아이들이 코를 후비는 행동을 자주 하는 이유는 몸 안의 열이 올라와서 생기는 콧속의 답답함을 해소하고자 함이다. 또한 이 열 때문에 코점막이 얇아지고 코딱지도 자주 생긴다. 열 때문에 온도가 올라간 콧속의 환경은 세균이 번식하기 좋아 비염이나 축농증의 발생확률도 높아진다.

코는 입과 함께 호흡기와 머리에 몰리는 몸속의 열이 배출되는 기관이다. 이곳에 열이 과도하게 몰리면 코점막의 혈관이 터지면서 자연스레 열이 빠져나가게 된다. 이렇게 몰리는 몸속 열을 전통의학에서는 '양명열(陽明熱)'과 '음허열(陰虛熱)'이라 부른다. 코피가 난 후에 오히려 머리와 눈이 맑아지는 것을 느낄 수 있는 것도 머리에 몰린 열이 빠져나갔기 때문이다.

코피를 자주 흘리는 아이들을 자세히 관찰해보면, 몸에 생기는 번열 때문에 집중력이 떨어지고 산만한 경우가 많다. 겨울에도 찬물을 벌컥벌컥 마시고, 반소매 옷을 입고 놀거나 잠을 잘 때도 더워서 이불을 차 버리곤 한다. 이는 아이들이 어른에 비해 양기가 왕성해서 몸 전체적으로 열이 많기도 하지만, 선천적으로 열이 많은 체질의 아이에게 여러 가지 원인에 의한 열이 더해져서 생기는 이른바 '양명열'이 상체로 몰려 나타나는 행동들이다.

아이들에게 속열이 많이 생기는 이유는 주로 먹는 음식과 스트레스에서 찾을 수 있다. 열량이 많은 음식을 편향적으로 즐겨 먹으면 영양의 불균형이 오면서 양명열이 심해지는데, 특히 아이들이 좋아하는 고기류, 인스턴트식품, 가공식품, 단 음식 등은 양의 성질이 강하고 열량이 많다. 이때 홍삼, 인삼, 녹용, 꿀 등의 열성 식품들은 먹이지 않도록 주의해야겠다.

아이들의 스트레스는 집안에서 형제, 자매, 부모와의 관계나 친구와의 관계가 원만하지 못하거나 학업에 대한 부담감, 욕구불

123

만 등에서 오는데, 부모가 느끼지 못하는 아이들만의 작은 이유에서도 올 수 있다. 어른들은 취미 생활이나 운동, 술자리, 모임 등으로 스트레스를 잊기 위해 스스로 노력을 하지만 아이들은 스트레스를 푸는 방법을 잘 모른다. 때문에 풀지 못한 스트레스가 혈열(血熱)을 만들어 양명열로 나타나는 것이다.

'음허열'도 속열의 원인이 된다. 음허열은 음이 부족해서 생기는데, 음(陰)은 우리 몸을 구성하고 있는 혈액이나 체액 등의 영양성분이라고 생각하면 된다. 음이 부족해지면 상대적으로 양(陽)이 커져서 인체에서는 열로 나타난다. 즉, 성장 과정에서 아이들의 키가 갑자기 쑥 자라면 피와 진액이 부족해지므로 몸 전체에서 일시적인 영양 부족으로 인한 불균형으로 음허열이 생기는 것이다. 영양 섭취가 너무 적거나 선천적인 체질에 의해 생길 수도 있다. 음이 부족해지는 아이들을 관찰해보면 감기, 구내염, 비염, 충치 등의 잦은 질병 치레를 하고, 성장통도 쉽게 생기는 것을 볼 수 있다.

양명열이나 음허열로 인해 우리 몸에 생긴 속 열이 간장, 심장, 비장, 폐장, 신장 등의 장부에 쌓여 배출되지 않으면, 이는 해당 장부의 염증이나 기능장애로 나타날 수 있다. 그러므로 특성상 위쪽으로 향하는 열이 머리 쪽으로 몰릴 때, 코피와 같은 소량의 출혈은 해당 장부의 건강에 오히려 도움이 될 수 있다. 코피의 횟수가 한 달에 한두 번 정도이고, 10분 이내로 지혈이 된다면 크게 염려할 필요는 없다. 그러나 코피를 너무 자주 흘리거나 지혈이 되지 않으면 비염이나 다른 질환을 의심해봐야 한다.

코피가 날 때 민간요법으로 얼음주머니를 코에 대고 있거나 연뿌리 즙을 내어 마시거나 소금물을 마시는 것 등은 모두 열을 내리는 요법이다. 소금이나 연근은 모두 찬 성질이며 진액을 생기게 하므로 혈액을 식혀 지혈작용을 한다.

결과적으로, 아이들이 코피를 자주 흘린다면 부모는 아이의 식이습관, 영양의 불균형, 스트레스 등 속열이 생기는 원인을 찾아보고 적절한 대응을 해주는 것이 좋다.

예부터 우리에게는 아이들의 첫돌부터 10살까지의 생일에 수수팥떡을 해서 나눠먹는 풍습이 있다. 삼신할머니에게 아이를 잘 지켜주고 나쁜 기운을 막아달라는 주술적인 의미도 있지만 건강을 생각하는 떡이기도 하다. 아이들은 자라는 기운이 넘치고 열도 많아 활동량이 많다. 그러다가 너무 많은 활동 탓에 한 번씩 감기나 열성 질환에 걸리면 온 가족들이 걱정할 정도로 심하게 고열이 나서 고생을 한다. 수수팥떡은 이렇게 열이 많은 아이들에게 성질이 찬 수수와 팥을 먹임으로서 큰 병을 예방하고자 하는 선인들의 지혜인 것이다.

열이 나면 해열제를
꼭 복용해야 할까

보통 아이가 있는 집에서는 상비약으로 해열제를 성분에 따라 2가지 이상 구비해 놓는다. 아이들이 갑자기 열이 나서 지속되는 경우 교차투약해서라도 빨리 열을 내리기 위해서이다. 하지만 열이 나는 이유가 단순한 감기에 의한 것인지 다른 염증성 질환에 의한 것인지를 구분하고, 어린 아기라면 변증열인지도 확인하는 것이 우선 필요하다. 각각에 따라 다르게 대처하는 것이 바람직하기 때문이다. 그러나 이러한 고민 없이 요즘에는 어른, 아이 할 것 없이 너무 쉽게 해열제를 복용하는 경향이 있기에 이번 글을 통해 한 번 더 생각해보는 시간을 가졌으면 한다.

우리가 잘 알고 있는 '메르스(middle east respiratory syndrome,

코로나 바이러스 감염으로 인한 중증 급성 호흡기 질환)'는 2012년 사우디아라비아와 2015년 한국에서 감염자의 28%를 사망하게 한 위험한 질병이었다. 당시 미국의 컬럼비아대 연구진은 낙타의 75%가 메르스에 감염되어 있다고 주장하며 낙타를 메르스의 주범이라고 지목했으나 사실 주범은 따로 있었다. 과학자들이 5년간 3개 대륙 20개국에서 1만 9,000여 마리의 동물을 생포하여 바이러스 검사를 했는데 메르스가 검출된 동물의 98%가 박쥐였다.

전 세계의 박쥐는 1,200종이고 그 속에 3,204종의 코로나 바이러스가 있었다. COVID-19도 박쥐에서 유래된 사스 유사 바이러스와 89.1% 일치한다고 알려져 있다. 결과적으로 박쥐는 COVID-19, 메르스, 사스, 에볼라 등 각종 바이러스의 온상이다. 그런데 왜 정작 박쥐는 이러한 바이러스에 의한 질병에 걸리지 않는 걸까?

그것은 박쥐가 스스로 체온을 조절하기 때문이다. 박쥐는 사람과 같은 항온동물이면서도 주변 환경에 맞춰 체온을 변화시키는 능력을 가졌다. 박쥐가 날면 체온이 40℃까지 올라서 저절로 바이러스를 물리치는데, 이것은 사람이 감기에 걸렸을 때 체온을 올려 바이러스를 이겨내는 이치와 같다.

인체에 열이 나는 이유는 다양하지만, 대부분은 세균이나 바이러스의 침입으로 인한 감염성 질환 때문에 나타난다. 이는 병을 일으키는 미생물들이 대부분 열에 취약하므로 인체가 스스로 체온을 올려서 방어하기 위함이다. 따라서 열은 질병으로부터 몸을 지키기 위한 자연스럽고 정상적인 면역반응이다. 세계적인 면역학자인 일본의 아보도오루 교수는 몸의 체온이 1℃ 오를 때마다 면역력이 5배 증가한다고 주장한다.

감기도 바이러스에 감염된 질환이므로 이와 싸우기 위해 인체는 스스로 시상하부에서 온도 조절점을 올리게 된다. 따라서 인체가 감기 바이러스를 물리치기 위해 열을 내고 있을 때 해열제를 복용하면 감기 바이러스는 억제될 수 없으므로 감기가 오히려 더 오래 지속될 수 있다. 감기바이러스에 의한 발열은 보통 38.4℃에서 40℃ 정도이고 더더구나 38.4℃ 이하의 열은 걱정할 필요가 없다. 그러나 그 이상의 고열이 지속되면 이에 취약한 뇌와 신경세포들을 보호하기 위해 해열제를 사용해야 할 필요도 있다.

우리 몸은 질환이 생기면 스스로 치료하려는 노력을 한다. 그런데 이를 무시하고 무작정 해열제를 사용하게 되면 우리 몸의 면역 체계가 혼란을 겪게 되고 이는 면역계의 파괴로 이어진다. 해열제를 사용할수록 우리 몸의 면역계는 '이 정도의 열로는 안 되는구나!'라고 인식해 더욱더 많은 열을 내는 것이다.

옛 의서들에 의하면 감기는 자연의 찬 기운이 몸 안으로 들어온 것이다. 오래전부터 인류를 괴롭혀온 질환답게 각 나라마다 이를 이기기 위한 다양한 민간요법이 전해지는데, 서양의 닭고기 수프나 날계란, 꿀, 따뜻한 우유를 섞은 고골모골, 동양의 따뜻한 죽 등은 모두 찬 기운을 이겨내도록 몸을 데워주는 음식이다. 몸 안에서도 찬 기운을 이겨내기 위한 몸부림이 발열이고, 이를 통해 면역력이 올라가게 된다. 이때 올라간 면역력은 완전히 사라지는 것이 아니라 우리 몸에 남아있게 된다. 그러므로 감기 초기에는 몸을 따뜻하게 하고 안정을 취하는 것이 감기를 빨리 낫게 하는 지름길이다.

그러나 약에 의존해서라도 일에 열중할 수밖에 없는 현대인들은 감기 초기에 해열제와 소염진통제를 남용하게 되고 이로 인해 오히려 감기가 2~3주 동안 지속되는 경우를 흔히 볼 수 있다.

또한 해열제의 남용은 앞서 언급한 것처럼 면역계에 혼란을 일으켜서 비염, 천식, 아토피 등 각종 알레르기 질환으로도 이어질 수 있다. 환절기에도 면역이 떨어지면 인체는 면역력을 높이기 위해 체온을 조금 올리게 되는데, 이를 착각하고 해열제를 복용하면 오히려 감기에 더 쉽게 노출될 수 있다. 과거에 비해 환절기에 알레르기성 비염, 결막염 등의 환자가 최근 폭발적으로 늘어나는 이유도 이와 무관하지 않다.

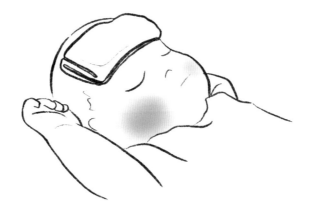

　　중국고대의서인『황제내경 영추』에는 인체의 오장이 완성되는 시기를 10살로 보았는데, 현대의 아이들도 마찬가지로 이 시기에 면역이 거의 완성된다. 따라서 그 이전에는 열이 잘 조절되지 않아 감기 등 감염 질환이 오면 고열을 동반하거나 심한 몸살을 앓게 된다. 이때 아이들이 열이 나는 것은 당연히 스스로 면역력을 길러서 병을 치유하는 연습 과정이다. 특히 밤은 음(陰)이 축적되는 시간이므로 유독 열이 심해진다. 그러니 저절로 열이 떨어질 때까지 기다려야 하지만, 반드시 해열해야 할 상황이 생기면 열이 심할수록 천천히 부드럽게 내려줘야 한다. 해열제를 투여해서 급격히 열을 내리는 것은 아기가 다음에 열이 생길 때 급격하게 열이 오르는 원인이 되기 때문이다.

해열제의 잦은 사용으로 인해 열이 잘 떨어지지 않게 되면 요즘은 시간 간격을 두고 '아세트아미노펜' 계열의 약물과 '이부프로펜' 계열의 해열제를 교차 복용시키기도 하는데, 이 약물들은 대개 복용 후 60분 이내에 효과가 나타나고 최대효과는 3~4시간 후에, 지속시간은 4~6시간이다. 이는 굉장히 강한 해열 방법이라서 미국 소아과학회에서는 권장하지 않는다는 발표를 했었고, 면역의 혼란과 간독성, 신독성을 일으킬 확률에 대해서도 위험성을 경고한 바가 있다.

약국에서 가장 많이 소비되는 해열진통제는 타이레놀®이다. 이 타이레놀®의 성분이 '아세트아미노펜'인데, 이 성분은 과다복용 시 대사과정에서 간장에 독성을 일으킬 수 있다. 미국에서는 최근 10년 동안 타이레놀® 과다복용으로 숨진 사람이 2,500여 명이 넘고 매년 평균 10만여 명이 응급실을 찾는다. 이 때문에 미식품의약국(FDA)에서는 판매허용량을 규제하려 하고 있으나 제조사인 존슨앤드존슨의 엄청난 광고 물량과 로비 때문에 제동이 걸리는 것으로 알려졌다.

아기가 열이 날 때 내리는 방법

일반적으로 38℃ 미만이면 '미열', 39℃ 이상은 '고열'이라고 판단하는데, 38℃ 이상이라도 아기가 잘 먹고 잘 놀면 그냥 지켜보아도 된다. 그러나 38℃ 미만의 미열에서도 아기가 힘들어 한다면 이불을 덮거나 옷을 약간 덥게 입혀서 땀을 내주어야 한다. 그래도 열이 계속 나고 아파한다면 옷을 벗기고 주위를 서늘하게 해준다. 다시 고열로 이어질 때는 온몸 구석구석을 미지근한 물수건으로 열이 떨어질 때까지 닦아준다. 몸에 묻은 물이 증발할 때 열을 빼앗아가므로 열이 내려가게 되는데, 열은 원래 특성상 위로 가기 때문에 특히 목부터 이마까지를 세심하게 닦아준다. 이때 탈수를 방지하기 위해 물을 마시게 하고 중요한 부위인 머리의 열을 관리해주어야 하는데, 머리의 열은 약국에서 파는 해열 패드나 쿨시트, 찬 물수건 등을 이용해도 괜찮다.

발열은 병이 아니라 하나의 증상이기 때문에 열이 나면 근본 원인을 찾아 치료해야 한다. 특히 해열제는 증상을 감추는 것일 뿐 원인을 치료하는 약이 아니라는 점을 기억해야 하겠다.

무좀 치료는
식초로 한다

　　　　　무좀은 피부사상균 또는 백선균과 같은 곰팡이
균에 의한 감염으로 생기는 흔한 피부질환이지만 의외로 완치가
어렵다. 곰팡이균 특성상 여름철에 발병되기 쉽지만 사계절 내
내 무좀을 앓고 있는 환자들도 꽤 있고, 항진균제 연고를 사용해
도 자꾸 재발하므로 상태가 심한 환자는 피부과에서 경구용 항진
균제를 처방받아 복용하기도 한다. 최근에는 단 1회 요법만으로
무좀을 완치한다는 제품의 광고효과로 이를 찾는 환자가 많지만,
여름철이 지날 때까지 수차례에 걸쳐서 구입해 가는 경우가 자주
있다.
　　무좀 이외에도 질염, 비듬, 액취증, 어루러기, 완선, 백선 등
은 모두 곰팡이균이 만들어 내는 흔한 질병이다. 이런 피부 질환

들은 위생관리를 철저히 하고 주위 환경을 개선해도 재발하는 경우가 대부분이다. 그 이유는 무엇일까?

대부분의 사람들은 여름철 무좀에 대해 '더워진 환경으로 곰팡이가 쉽게 번식하기 때문'이라고 알고 있다. 하지만 보다 근본적인 원인은 다량으로 분비된 땀과 피지로 인해 피부가 알칼리성을 띠게 되면서 곰팡이가 살기 좋은 조건을 만들기 때문이다. 다시 말해, 무좀 환자의 신발을 신었다고 해서 꼭 무좀에 걸리는 것은 아니라는 뜻이다. 조갑백선 역시 손·발톱의 노화와 영양부족으로 피부 환경이 알칼리성으로 바뀌면서 생긴다.

원래 건강한 피부는 pH4.5~6.5 정도로 약산성을 띠는데, 이는 땀샘과 피지선에서 분비되는 지방산, 아스코르빈산, 젖산 등의 여러 산성 성분 때문이다. 이 성분들이 약산성의 보호막을 이루며 각종 세균과 곰팡이, 모낭충과 같은 알칼리성 유해 미생물의 증식을 억제하고 건강한 피부 환경으로의 유지를 돕는다. 무좀균도 알칼리성 환경에서 번식하므로 약산성을 띠는 건강한 피부 환경에서는 서식할 수가 없다.

세균이나 곰팡이, 바이러스는 우리 생활 주변에 어디든지 존재하며 살아있는 인체조직의 어디나 잠재해 있다. 이들은 우리 몸이 건강하고 저항력을 가지고 있으면 전혀 영향력이 없지만, 그렇지 못할 때는 조직 속으로 침투해 질환을 일으킨다. 발의 환경이 알칼리성을 띤다는 것은 건강하지 못한 식생활, 피로 누적, 스트레스, 만성질환 등으로 인해 신체도 건강하지 못한 상태라는 의미이다. 따라서 별안간 무좀이 생겨났다면 자신의 건강을 되돌아볼 필요가 있다. 이렇듯 건강한 피부는 건강한 신체를 통해 유지되며, 피부질환을 회복하는 방법 몇 가지를 소개한다.

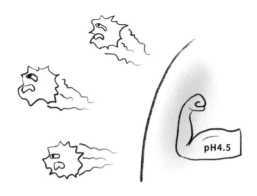

　우리가 먹는 식초는 3~5%의 초산과 유기산, 아미노산, 당, 알코올, 에스테르 등이 함유된 산성식품이다. 옛 조상들은 예전부터 식초를 바르거나 '식초 목욕'을 통해 피부병을 치료해 왔다. 특히 산도가 높은 곡물 식초나 과일 식초는 난치성 피부질환 치료에 큰 도움이 된다. 무좀 치료 역시 식초를 이용한 민간요법이 전해지는데, 아직두 일부 어르신들은 약국에서 판매되고 있는 장염 치료제인 정로환®을 식초에 타서 무좀 치료제로 쓴다. 정로환® 성분 중의 열을 식혀주는 황련과 식초가 만나면 곰팡이를 억제하는 이중효과가 생기기 때문이다. 그러나 이 방법은 진물이 나오거나 발에 상처가 있다면 이차적으로 세균 침투의 원인이 될 수 있으므로 주의해야 한다.

필자는 이 원리를 이용해, 사람에게 유익한 미생물들을 조합해 배양한 친환경 용액인 EM(effective micro-organisms, pH3.5~4.0)을 권하기도 한다. EM 용액은 지역 주민센터 등에서 무료로 공급하기도 하고, 저렴하게 구입이 가능하기 때문에 경제적으로도 크게 부담이 되지 않는다. EM 용액 원액을 물과 1:1의 비율로 섞어서 매일 발을 씻어주면 무좀뿐만 아니라 발의 각질도 점점 없어지는 것을 느낄 수 있다. 이온수기에서 나오는 산성수로 발을 씻는 것도 효과가 좋은데, 이 방법들은 발 냄새 제거에도 탁월하다.

손·발톱이 망가져 가는 조갑백선과 함께 발톱이 살 안으로 파고드는 내향성 발톱(ingrowing nails)은 발톱의 영양부족에서 시작된다. 두 질환은 함께 오기도 하는데, 심해지면 염증이 생기고 고통이 심해져서 발톱을 뽑는 수술까지 하게 된다. 그러나 새로 자라는 발톱이 정상적인 경우가 드물기 때문에 완전한 치료법은 아니다. 발톱은 주로 케라틴이라는 섬유 단백질로 구성되어 있어서 이 성분이 부족해지면 저항력이 떨어지고 내향성이 된다. 어떤 생물체이든 노화가 진행되거나 구성 성분이 부족해지면 미생물이 서식하기 쉬워지고 구조의 변형이 오거나 구부러지게 된다.

엄지발톱은 특히 간장의 경락이 시작되는 곳(부록 참조)으로 간장의 혈이 부족해지면 질환이 더욱 빠르게 진행된다. 따라서 위의 두 질환도 발을 산성으로 유지해주고, 간장의 기능을 개선해주고, 아미노산과 칼슘, 마그네슘 등의 영양성분을 보충해주면 정상적인 발톱으로 돌아올 수 있다. 다만, 건강한 손·발톱이 자리를 잡기까지는 수개월에서 1년 정도의 치료 기간이 필요하다.

여성에게 가장 중요한 부위인 질은 어떤 부위보다도 강한 산성인 pH3.8~4.2의 환경을 유지한다. 이것은 질 유산균이 질 내벽의 당분을 대사해 산성인 젖산을 만들기 때문에 가능하고 이로써 유해균(혐기성균)이 살기 어려운 환경을 형성한다. 하지만 스트레스, 피로 누적, 호르몬 변화 등에 의해 질 유산균 수가 급격히 감소되면 유해균인 세균과 곰팡이균이 쉽게 번식할 수 있는 환경으로 바뀌게 된다. 외부적으로도 알칼리성인 수돗물과 비누 및 바디클렌저에 의한 세정, 재발되는 질염 치료를 위한 반복적인 항생제와 질정제의 사용, 통기성 약한 생리대의 사용 등이 원인이 된다.

이를 치료하기 위해 과거에는 지노베타딘액® 같은 질 살균제(여성청결제)가 많이 판매되었지만, 이는 유해균과 유익균을 함께 죽이므로 반복적인 사용은 피해야 한다. 다행히 요즘은 다양한 질 유산균과 약산성 여성청결제가 많이 보급되어 있는데,

필자는 약국에서 이런 여성청결제를 무좀 환자의 세정제로도 추천하고 있다.

땀은 체온을 조절하기도 하지만 '노폐물 배설'이라는 중요한 일도 한다. 이는 '좋은 땀'과 '나쁜 땀'이 있는데, 우선 좋은 땀은 보송보송해서 증발되기 쉬우며 피부를 산성으로 유지하기 때문에 잡균의 번식을 어렵게 한다. 반면에 나쁜 땀은 땀샘에서 여과되지 못한 다량의 미네랄과 노폐물이 섞여 있기 때문에 끈적거리고 잘 증발하지 않는다. 또한 피부를 알칼리성으로 만들기 때문에 잡균의 번식이 용이해져 냄새를 유발하고 각종 피부질환의 원인이 된다.

땀샘은 거의 전신에 존재하지만 열이 많은 손바닥, 발바닥, 겨드랑이, 이마 등에 특히 많이 분포되어 있다. 이 중에서 겨드랑이나 생식기의 땀에서는 특이한 냄새가 나기도 하는데, 이는 잡균들이 지방 성분을 분해하여 '암내'라는 불쾌한 냄새를 만들기 때문이다. 이것은 앞서 설명한 나쁜 땀에 해당하며 사춘기 등 호르몬의 작용이 왕성해지는 시기에 분비되기 시작한다. 이 냄새는 타인에게 불쾌감을 줄 수 있기 때문에 심한 사람들은 수술을 받거나 데오도란트®, 드리클로® 등과 같은 '땀분비 억제제'로 해결하기도 한다. 나쁜 땀과 액취증의 원인은 무엇일까?

전통의학에서는 스트레스를 받으면 간화(肝火)와 심화(心

火)가 생긴다고 본다. 간화가 생기면 사소한 일에도 버럭 화를 내게 되고, 심화가 생기면 타인에게 화를 내지는 않지만 본인이 화를 참아 고통을 받게 된다. 이러한 화(火)에 의해 심장열과 간장열이 생기면, 인체는 주로 심장의 경락(부록 수소음 심경 참조)이 지나는 겨드랑이와 간장의 경락(부록 족궐음간경 참조)인 사타구니 쪽으로 체온의 유지와 순환의 균형을 위해 땀을 내보내게 된다. 이때는 다량의 노폐물이 배설되어 나쁜 땀으로 나오므로 해당 부위가 알칼리성이 되고, 더구나 살이 겹치는 부위여서 곰팡이균이 쉽게 번식하게 된다.

결과적으로 사타구니에서는 '백선증'을, 겨드랑이에서는 '액취증'을 유발한다. 그렇다고 액취증 수술을 하게 되면, 적절히 속열이 배출되지 못하게 되므로 간장과 심장이 힘들어지며 보상적으로 간장경락이나 심장경락이 지나는 다른 부위로 땀이 나는 현상이 생긴다. 나쁜 땀은 우리 몸에서 내보내져야 마땅하므로 이를 외부적으로 막으려고만 할 게 아니라 인체 내부에서 그 원인을 찾아보아야 한다.

참고로, 지금까지 설명한 피부질환들은 단순히 깨끗하게 씻는다고 해결되지는 않는다. 즉, 절대 청결의 문제가 아니라는 뜻이다. 오히려 알칼리성 비누와 바디클렌저에 의한 잦은 세정은 피부질환을 악화시킬 수 있다.

비아그라,
복용해야 하나

건강한 남성이라면 아침 발기는 누구에게나 나타나는 자연스런 생리현상으로, 이에 이상이 생겼다면 건강에도 이상이 생겼을 가능성이 높다. 발기가 될 때는 음경혈류량이 수백 배, 혈류속도는 수십 배 상승되고, 음경혈압도 정상의 4배까지 높아지는 등 엄청난 혈관작용이 일어난다. 이로써 산소와 영양분이 공급되어 음경을 강하게 유지하는 것인데, 이런 작용을 인위적으로 만들어주는 약물이 바로 '비아그라(Viagra)'이다.

요즘은 노년층뿐만 아니라 젊은층에서도 비아그라를 처방받아 복용하는 경우를 약국에서 종종 볼 수 있다. 고혈압, 당뇨와 같은 만성 질환의 발생연령이 점점 낮아지고 정신적 스트레스가 증가하는 데에도 원인이 있겠지만, 이보다는 성에 대한 그릇된 인식과 비아그라를 정력제로 오인해 의존해보려는 심리에서 비롯된 듯하다.

비아그라는 1998년 발매된 이후 폭발적인 인기를 끌었고, 지속적인 다른 발기부전 치료제들의 출현에도 불구하고 지금까지 발기부전 치료제의 대명사가 된 스타 제품이다. 이 약은 미국의 화이자 제약에서 원래 협심증 치료를 목적으로 연구되던 약물이었으나 임상실험 과정에서 이를 복용하던 환자에게 발기가 잘되는 부작용(?)이 생기는 바람에 그 역사적 탄생이 이루어졌는데, 이는 피임약이나 항생제의 개발만큼이나 획기적인 사건이었다.

비아그라는 성적인 자극이 있음에도 발기를 달성하지 못하거나 유지할 수 없는 남성에게 도움이 되는 약이다. 약물이 작용하는 동안은 성적 자극에 대한 예민도가 높아지고 음경강화작용이 나타난다. 사실 이와 같은 발기부전 치료제들은 주로 음경해면체의 평활근을 이완시켜 음경으로 더 많은 혈액이 모이게 하고, 이후 혈액이 음경으로부터 빠져나가지 못하도록 함으로써 발기가 유지되게 해주는 것이지 성욕 자체를 높여주지는 않는다. 이른바 '발기유지약'일 뿐이다. 이 약이 폐동맥 고혈압의 치료나 전립선 비대증 개선에 이용되는 이유도 폐혈관을 확장시키고 전립선 평활근의 이완과 주위 혈류를 증가시키는 작용이 있기 때문이다. 하지만 이러한 작용기전으로 인해 심장마비, 두통, 시각장애 등 상당한 부작용이 나타날 수 있기 때문에 단지 육체적인 즐거움을 배가시키고자 이 약을 남용해서는 안 된다. 이 같은 부작용 외에도 일반인들에게 잘 알려지지 않은 발기부전 치료제의 이면을 들여다보자.

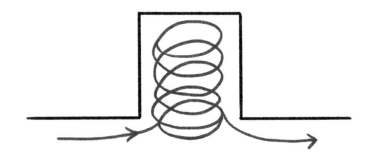

이런 약물의 복용 후 성행위를 하면, 몸이 미처 준비되어 있지 못한 상태에서 정액을 무리하게 생성하므로 인체의 원기(元氣)인 신(腎)의 힘을 소모시켜 신장, 방광, 전립선, 골수 등의 기능이 떨어지게 된다. 그중에서도 신의 정기(精氣, 腎精)는 남성 호르몬으로 이해할 수 있는데, 전통의학에서 정(精)이란 오곡(五穀)의 진액이 합쳐져 만들어진 영양분으로, 정액을 비롯해 골수와 뇌수를 구성하는 주요 성분이다. 따라서 무리한 정액의 방출은 기를 쇠약하게 만들고 뇌수를 약화시켜 기억력 감퇴와 치매로 이어질 수 있다. 과도한 성생활 이후에 온몸이 아프고 쑤시거나 어지러움, 이명, 두통 등이 생기는 것은 골수와 뇌수가 약해지기 때문이다.

또한 비아그라의 잦은 복용은 자율신경계를 불안하게 만들고 약물 중단 시 오히려 발기가 잘 되지 않거나 발기가 된다 하더라도 사정을 너무 빨리 하게 만든다. 우리 몸의 자율신경은 서로 길항(拮抗)하면서 우리 몸의 안정성을 유지하는데, 남성이 성적으로 흥분했을 때 음경을 발기시키고 유지시키는 작용은 부교감신경이 담당하고, 사정을 유발하여 음경을 채웠던 혈액이 정맥으로 빠져나가게 함으로써 발기를 중단시키는 작용은 교감신경이 한다. 동양의학에서 보면 발기는 신장이 주관하고 사정은 간장이 주관하므로 신장과 간장의 장부 균형이 깨지는 것을 의미하기도 한다.

게다가 비아그라를 한 알만 복용해도 수정을 못 하는 정자로 변질될 수 있다. 정자의 머리끝 부분(acrosome)은 효소를 분비하는 곳이다. 정자가 난자에 닿으면 즉시 효소를 분비하면서 난자 막을 뚫고 들어가 안착하여 수정을 성공시킨다. 하지만 비아그라 복용에 의한 정자는 난자에 도달하기 전 이미 효소를 분비해 버리고 난자에 도달할 때는 착상이 불가능한 영구적 변질 정자가 될 수 있다.

현대의 남성들은 수많은 이유로 발기 장애를 경험한다. 스트레스와 운동 부족은 혈관을 축소시키고, 흡연은 전립선 주변의 혈액순환을 방해한다. 잦은 음주는 음경을 팽창시키는 신경전달 물질 분비에 문제를 일으키고 남성호르몬의 활동을 방해한다. 편안하고 여유로운 휴식시간의 부족, 경쟁적인 현대생활은 정신적 욕구불만을 낳아 발기에 여러 가지 문제를 일으킨다. 이러한 까닭에 부작용에 대한 두려움에도 불구하고 비아그라의 인기가 꾸준히 유지되는 것이다.

비아그라 발매 이전에는 약국에서 '해구신(지금은 동물보호 운동으로 판매 금지됨)'이나 남성 호르몬제, 한약제로 이루어진 정력제 등 여러 남성 기능 개선제들이 꽤 많이 판매되었다. 그러나 비아그라 출시로 자취를 감추었고, 한의원에서조차 남성 보약의 판매율이 뚝 떨어지게 되었다. 덕분에 정력제를 만들기 위해 희생됐던 물개, 뱀, 해마, 고라니 등과 같은 야생동물들은 살길이 열린 셈이다.

하지만 동양의학적인 면에서 진정한 정력제란, 남성의 정기(精氣)를 만드는 약이다. 정기는 생명의 원천이 되는 원기(元氣)이자 정력(精力)이다. 때문에 정력제를 복용하면 기운이 나고 피로도 사라진다. 그에 비해 비아그라는 정기를 채워줄 수 없는 가짜 약물이다. 앞서 언급한 대로 오히려 손상된 정자를 만들고 장기적으로는 도리어 정력을 떨어뜨린다.

『동의보감』에서는 불임의 원인 중 하나로 남성의 무절제한 성생활을 꼽는데, 최근 불임의 원인이 남성에게서 점점 많이 나타나고 있다는 통계와도 무관하지 않은 듯하다. 정액이 잘 만들어져야 자연스런 발기가 되고 성욕이 생긴다. 나이가 들어 자연스럽게 발기가 되지 않으면 성관계를 하지 않으면 된다. 남녀 간의 사귐이 즐거움에서 방탕함으로 흐르면 건강에 무리가 가게 마련이다. 하지만 아직 성생활이 인생의 중요한 부분으로 남아있는 남성이라면, 발기부전의 원인을 없애려는 건강한 생활습관과 꾸준한 하체 운동, 스트레스 해소, 성에 대한 건전한 정신을 가지려 노력할 일이다.

남성들의 성 기능 향상에 도움이 되는 제품들을 추천해보면, 천연 정력제로 알려진 과라나, 마카, 야관문, 마늘 함유 제품, 비아그라와 유사한 역할을 하는 아르기닌, 하체순환과 정액 생성에 도움이 되는 비타민 E, 오메가 6, 옥타코사놀, 아연, 망간, 쏘팔메토 등이 있다. 이들은 꾸준한 복용을 통해서 효과를 볼 수 있으며, 한약 제제로는 오자(五子)로 알려진 토사자, 복분자, 오미자, 구기자, 사상자와 육미지황환 등이 도움이 된다.

피임약, 알고
복용하자

　　불필요한 생식을 피하고 온전하게 성생활을 즐기려는 인류의 노력은 오래전부터 부단히 시도되었다. 세계적으로 가장 오래된 피임법은 B.C. 4천 년경으로 이집트인들이 석류 씨를 피임약으로 사용한 것이었는데, 석류 씨에는 여성호르몬의 하나인 에스트로겐이 들어 있으니 현대의 피임약과 같은 방식으로 이를 이용했다는 점에서 매우 놀랍다.

　　B.C. 1800년경에는 악어의 배설물과 아교 같은 물질을 배합해 쓰기도 하고, 벌꿀, 탄산소다, 산화된 우유, 기름진 물질 등을 배합한 좌약을 만들어 성교 전 질내에 삽입했다고도 한다. 이러한 방법은 과학적이진 않지만 배합된 아교 물질이나 기름진 물질이 물리적 차단 역할을 할 수도 있고, *끈끈한 벌꿀은 정충의 운동*

성을 현저히 저하시킬 수 있을 테니 정자와 난자의 만남에 대한 인류의 상상력은 이미 오래전부터 고도화(?)되어 있던 게 분명하다.

역사는 계속 이어져 19세기 중엽에는 인조고무로 만든 콘돔, 다이어프램, 페서리 등과 같은 물리적 피임기구들이 등장했고, 1879년에는 영국 약사인 렌덜에 의해 질좌약식 피임제가 최초로 만들어졌다. 먹는 피임약이 개발된 것은 1920년대 후반 여성호르몬인 에스트로겐과 프로게스테론이 발견되면서부터이며, 이러한 경구피임약이 드디어 의약품으로 사용허가를 받은 것은 1960년이다. 당시의 피임약은 비록 현재의 피임약보다 호르몬 함량이 5배 이상 많았으나 여성에게는 임신과 출산에서 해방될 수 있다는 점에서 커다란 혁명이었다. 이는 20세기 가장 위대한 발명품으로 꼽히며 우주선보다도 인류에 끼치는 영향력이 크다고 평가된다.

현재의 경구피임약은 함유된 에스트로겐의 함량과 프로게스테론의 종류에 따라 1세대에서 4세대까지 분류하고 있다. 세대가 높아질수록 경증의 부작용(구토감, 여드름, 다모증, 부종, 체중 증가 등)은 감소하지만 혈전 발생률은 증가하는 양상을 보인다. 1세대 피임약은 현재 사용되지 않고, 2세대와 3세대 피임약은 일반의약품으로 분류되어 약국에서 판매 중이다. 4세대 피임약은 혈전 발생 위험성이 가장 높기 때문에 의사의 처방이 반드시 필요하다.

경구피임약은 피임이라는 본래의 용도 외에 여러 가지 목적으로도 사용된다. 생리가 불규칙한 경우 생리주기를 조절하거나 생리통, 생리전증후군, 자궁내막증, 다낭성 난소증후군 치료를 위해 사용할 뿐 아니라 요즘은 휴가철 생리를 늦추는 데에도 자주 쓰인다. 특정 성분의 것은 여드름이 많거나 얼굴에 체모가 많은 여성에게 치료 목적으로 활용되기도 한다.

요즘엔 광고도 많이 하고, 낮은 연령층에서도 다양한 용도로 피임약에 쉽게 접근할 수 있는 환경이지만 과연 경구용 피임약이 여성의 몸에 도움이 되는지는 한 번쯤 생각해 봐야 한다. 피임약의 올바른 사용과 더불어 여성의 건강한 생리에 대해서도 관심을 가져보길 바라는 마음이다.

피임약의 가장 일반적인 부작용은 부종, 구역 증세이다. 이외에도 약간의 어지럼증, 복통, 부정출혈, 두통, 피부 트러블, 약간의 체중 증가 등이 나타날 수 있고, 장기간의 복용은 골밀도를 낮추고 자궁경부암이나 유방암의 발생 확률을 높인다. 여성은 사춘기부터 20대까지의 시기에 가장 단단한 골밀도가 형성되기 때문에 이 시기에 피임약을 복용하면 나이 들면서 남보다 일찍 골다공증이 나타날 수 있다. 또한 간장에도 영향을 미쳐 중성지방 생산량을 높이고, 5년 이상 복용한 여성이 인유두종 바이러스(HPV, human papilloma virus)에 감염되면 자궁경부암 발생 확률이 4배나 증가한다는 연구결과도 있다.

가장 유의해야 할 부작용 중의 하나가 혈전 유발 가능성인데, 주성분인 에스트로겐이 혈전증을 유발하는 이유는 혈액 응고를 촉진하는 인자를 증가시키고 반면에 응고를 억제하는 인자를 감소시키기 때문이다. 따라서 35세 이상의 흡연 여성과 빈혈이 있는 여성, 혈전 성향이 있는 여성(평소 멍이 잘 든다)은 피하는 것이 좋다. 뇌혈관 질환이나 당뇨병, 고혈압, 관상동맥질환 등의 혈관계 질환을 앓고 있는 경우에도 복용에 주의해야 한다.

이처럼 피가 응고되는 혈전은 동양의학에서 말하는 어혈(瘀血)과 같은 개념이다. 어혈은 끈적끈적하고 걸쭉한 혈액으로 성분은 일반 혈액과 같으나 혈액으로써의 역할을 제대로 할 수 없는 일종의 죽은피와 같다고 할 수 있다. 때문에 어혈이 쌓이면 빈혈과 같은 증세가 나타나고, 정상 혈액과 함께 혈관 속을 흐르다가 모세혈관을 막거나 혈관벽에 붙어 혈액의 흐름을 방해하여 여러 가지 순환장애를 일으킨다. 또한 여성에게는 혈액이 가장 많이 모이는 곳이 자궁이므로, 자궁에 쌓인 어혈은 정상적인 자궁순환을 방해하여 여러 자궁질환을 일으키기도 한다.

사실 성관계 시 질내 사정은 동물학적으로 긍정적인 효과를 가진다. 남녀의 성적인 감각을 극대화하고, 건강한 정자는 3일 정도의 생존 기간 동안 자궁을 돌아다니며 자궁벽을 자극하여 건강한 자궁을 만든다. 따라서 갱년기 이후의 여성은 자궁질환을 예방하기 위해서라도 바로 정액을 받아들이는 것이 좋다. 문제는 가임 여성이다. 건강한 젊은 여성이라면 경구피임약의 복용이 크게 문제되지 않을 수 있겠지만 앞서 언급한 여성들의 경우에는 다른 피임법을 염두에 두어야 한다.

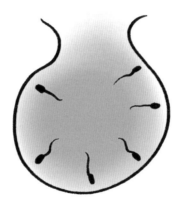

　　생리는 '월경(月經)' 또는 '달거리'라고도 불리는데, 이는 이상적인 생리 주기가 달의 공전주기와 같은 28~30일이기 때문이다. 독일의 한 연구팀이 '생리 주기의 패턴과 변화'를 장기간 분석해 달의 주기와 생리 주기 사이의 상관관계가 매우 높다는 논문을 최근 과학저널 『사이언스 어드밴시스』에 게재했다. 일부 연구에서는 생리 주기가 달의 회전주기와 거의 일치하는 여성들의 임신

가능성이 더 크다는 사실을 밝히기도 했다. 이는 여성과 달이 동양의학에서 '음(陰)'으로 구분되어 서로 통하기 때문이다. 이런 원리로, 달의 공전주기에 맞는 규칙적이고 건강한 생리는 여성 건강의 중요한 척도가 되므로 주의 깊게 관찰할 필요가 있다. 생리 주기는 체질, 나이, 건강 상태에 따라 개인마다 약간의 차이가 있을 수는 있지만 갑자기 짧아지거나 늦춰진다면 원인을 찾아봐야 한다.

　여성의 몸은 매우 예민하기 때문에 바쁜 생활 속에서의 과도한 스트레스나 피로 누적은 생리를 불규칙적으로 만들고 심지어 '무월경'을 일으키기도 한다. 이때 피임약으로 주기를 맞추거나 인공적으로 생리를 유발할 수도 있겠지만 근본적인 치료방법이 아닐 뿐만 아니라 장기복용 시에는 부작용으로 인한 역효과를 가져올 수 있다. 피임약으로 생리를 인위적으로 일으키는 것은 이미 자궁이 약해져 있는 여성에게 무리가 될 수밖에 없다. 자궁암의 발병은 이와 관련될 수 있으며, 유방암도 여성호르몬 과다와 연관되어 가능성을 높일 수 있다.

　따라서 생리 주기에 이상이 생겼다면 스트레스를 줄이고, 건강한 생활습관과 식습관을 실천하면서 규칙적인 운동을 병행해 몸이 스스로 건강해지도록 기다려야 한다. 특히 20세 이전의 어린 여성이 생리 주기를 바꾸거나 미용의 목적으로 피임약을 복용하는 것은 더욱 지양해야 한다. 몸의 건강 정도에 따라 자연스럽게 변화하는 호르몬의 분비를 합성 호르몬제를 투여해 조종하는 것은 환경호르몬이 인체에서의 자연스런 호르몬 분비에 혼란을 야기하는 것과 같은 결과를 초래할 수도 있다.

요즘은 성관계에 대한 인식의 변화로 혼전 순결에 대해 사회의 도덕적 기준보다는 개인의 판단이 더 우선시된다. 남녀 간 성에 대한 인식이 자유로워진 현시대에 여성의 건강을 지킬 수 있는 올바른 피임법의 선택은 말할 수 없이 중요하다. 여성은 임신과 출산을 준비해야 할 소중한 존재이기 때문에 더 그러하다.

굳이 경구피임약을 복용해야 한다면, 이로 인해 몸에서 소실되는 비타민 B1, B2, B6, B12, 비타민 C, 엽산, 마그네슘, 셀레늄, 아연 등과 같은 영양소와 자궁에 좋은 오메가 3, 감마리놀렌산 등을 충분히 보충해야 한다. 혈액을 구성하는 요소인 단백질, 철분이 많이 함유된 음식의 섭취량을 평소보다 늘리고 자궁과 유방, 혈관, 뼈 등의 검진을 정기적으로 받는 것도 좋겠다.

야동을 보면
심장이 망가진다

인터넷과 모바일의 발달은 우리 생활에 편리함을 가져다주었지만 이로 인해 파생된 부작용도 상당하다. 그중에서도 특히 성 관련 영상들의 무분별한 노출은 성인뿐만 아니라 아이들에게도 큰 문제를 일으키고, 접촉 연령도 점차 낮아지는 경향을 보이고 있다. 특히 사춘기 소년들은 감수성이 예민하고 자제능력이 부족하여 정신적, 육체적 건강을 해치는 줄도 모른 채 쾌락만 좇게 될 수 있다. 여성가족부가 공개한 조사에 따르면, 2018년 기준 1년 동안 성인용 영상물을 봤다고 답한 청소년은 10명 중 4명꼴이었다. 이 가운데 초등학생도 19.6%에 달했는데, 전문가들은 이보다 2배는 더 많을 거라고 예측했다.

청소년들의 음란물 중독은 게임 중독과 함께 우리 사회가 해결해야 할 큰 사회적 문제이다. 음란물에 중독되면 다른 사람을 바라보는 시선이 왜곡될 뿐 아니라 여성을 존중하고 사랑할 대상이 아닌 성의 도구로만 바라보는 뒤틀린 사고를 가지게 된다. 더 나아가 사랑하는 감정 없이 육체적인 쾌락만 즐기게 되므로 건강한 남녀 간의 성관계를 불가능하게 만들 수도 있다.

한 예로, 『한국경찰연구학회지』의 논문을 보면 '성도착증'은 18세 이전에 형성되어 20대 중반부터 서서히 나타난다고 알려져 있다. 이 증세는 관음증과 함께 성장기에 비정상적인 성행위를 하는 영상을 많이 접하거나, 학대 등으로 인해 잘못된 성(性) 인식이 형성되는 게 주원인이다. 성도착증으로 범죄자가 된 후에도 자신의 행동이 잘못됐다고 생각하기보다는 운이 나빠서 잡힌 것이라고 여기는 경우가 대부분이다. 가끔 뉴스를 통해 성추행이나 성폭력에 관한 기사를 접해보면 피의자가 잘못을 뉘우치기는커녕 오히려 더 당당한 모습을 보이기도 한다.

사람에게 '행복'이라는 감정을 느끼게 하는 호르몬인 도파민이 음란물에 의해서 분비될 때는 아주 손쉽게 강한 쾌락에 이르게 하므로 게임이나 도박, 술, 마약 등과 같은 수준의 중독성을 일으키게 된다. 이 상황이 지속되면 과다한 양의 도파민이 분비되면서 결국에는 도파민 수용체가 망가진다. 결과적으로는 일상생활의 작은 행복에서 오는 자극을 못 느끼고 무기력감, 의지박약 등에 빠지기 쉬워진다.

잘못된 성 관련 동영상이나 몰카 등을 보는 것은 절대적으로 사회 규범에 어긋나는 일이기도 하지만, 이처럼 정신적으로나 육체적으로 개인의 삶을 피폐하게 만들 수 있다.

동양의학적인 측면에서는 이를 어떻게 해석할 수 있을까?

남성의 정액을 의미하는 '정(精)'에 대해서『동의보감』에서는 '정액을 만들고 골수(骨髓)와 뇌수(腦髓)를 만듦으로 사람의 몸에서 가장 중요한 보배'라고 이른다. 정(精)은 신장에 쌓이며, 부모로부터 선천적으로 받은 바탕에 평소 먹는 음식 등을 통해 얻는다. 음식의 영양분이 정이 되기 때문에 쌀 '미(米)' 자와 푸를 '청(靑)' 자를 합쳐서 '정(精)'자를 만든 것이다.

『내경』에서는 정에 대하여 '신(腎)은 수(水)를 주관하고 오장육부의 정을 받아서 저장한다'라고 쓰여 있다. 이는 우리 몸의 5개 장부가 각각 정을 간직하고 있다가 성행위를 하게 되면, 온몸을 돌아다니는 혈액에 담겨 신으로 와서 정액이 되어 나간다는 뜻이다. 또한 '심장이 동하면 비록 성생활은 하지 않아도 정액은 암암리에 흘러서 소실된다'고 하여 정을 주관하는 것은 심장이 하고, 간직하며 통제하는 것은 신장이 한다고 보았다.

심장과 신장은 화(火)와 수(水)의 관계로 서로가 보완하면서 교류하는 장부이므로, 심장에 무리를 주는 행위는 심장마비 등의 위험도 있지만 신장도 약화시킨다. 과도한 불은 물을 졸이는 법이다. 장기간의 음란물로 흥분되고 약해진 심장은 신장에도 영향을 미치는 것이다. 너무 쾌락적이면 심장에 무리를 주고, 방탕하면 신장에 큰 부담이 되는 이치이다.

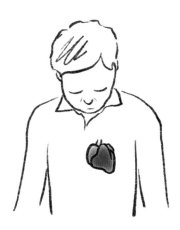

사람은 본성적으로 아기 때부터 자신의 성기를 자연스럽게 만지며 놀곤 한다. 이러한 행동은 청소년이 되면서 성적인 즐거움을 느끼기 위해 자위를 시작하는 것으로 이어지고 이는 성인이 되어서도 하는 지극히 자연스러운 행위이다.

그러나 음란물을 접하면서 하는 자위행위는 다르다. 자연적인 행위는 단지 수분 내로 끝낼 수 있지만, 음란물을 접하면서 하는 행위는 감상하는 동안 시간제한 없이 장시간도 가능하기 때문에 그만큼 심장을 흥분시킨다. 이 과정은 본인도 모르게 심장을 극도로 약화시키고, 이렇게 약해진 심장은 성인이 되면서 인체에 여러 가지 부작용을 일으킨다. 즉, 실제 성행위 시에 자율신경장애를 겪거나 조루증의 원인이 되기도 하고 정신불안증 등 정신질환의 문제를 야기한다. 더구나 음란물은 점점 더 자극적이고 센 수위를 원하게 되므로, 어느 정도로는 더 이상 야하다거나 볼 만하다는 생각이 들지 않게 되기 때문에 점차 정상적인 발기기능에도 문제가 생긴다.

정액이 차면 배설하는 행위는 생명체로서의 인간에게는 본능이고 자연스러운 것이다. 그러나 정액은 단순히 단백질과 아연, 효소, 구연산 등의 영양소로만 만들어지는 것이 아니다. 똑같은 탄소로 만들어진 숯과 다이아몬드가 자연에서 전혀 다르듯이, 정액은 물질적인 원료로만 만들어지는 것이 아니라는 뜻이다. 우리 몸에서 정액이 나가면 정, 기, 신과 영혼도 모두 빠져나간다. 사정 후에 육체적으로나 감정적으로 피곤해지는 이유다. 더구나 음란물과 함께하는 자위행위는 머리가 멍해지는 느낌과 함께 허탈감마저 느끼게 된다.

성에 대한 인식이 요즘과 같이 변화하게 된 지는 오래되지 않았다. 과거에는 성에 대해서 숨겨야 할 이야기라 여기며 폐쇄적이고 강압적인 교육만이 이뤄지곤 했다. 필자만 해도 사춘기 때 성욕을 건전하게 해소할 수 있는 바른 성 의식과 그에 상응하는 도덕적 기준에 대해서 제대로 된 교육을 받은 기억이 없다. 오히려 성적 가치관이 올바르게 형성되도록 하는 과정을 무시당한 채 자란 세대다. 아직도 우리 사회는 체면을 중요시하고 성을 터부시하는 문화를 지니고 있기에, 건전한 성행위에 대한 논의를 어디서나 쉽게 할 수는 없는 환경이다. 그렇다고 해서 인터넷 등을 통해 개인적으로 성에 대한 정보를 얻는 것은 위험한 일이다. 음지에서 전달되는 성 지식은 그 정보의 정확성이나 신뢰성이 떨어질 수밖에 없기 때문이다. 우리 사회에 건전한 성 문화가 생활의 일부로서 자리 잡을 수 있도록 인식의 변화와 개방적인 성교육이 필요한 시점이다.

사랑하는 남녀가 만나 성관계를 갖는 것은 자연적인 본성이고 아름다운 일이다. 서로 사랑의 감정을 가지고 성행위를 하는 것은 생물학적으로도 당연하고, 바른 음양의 관계를 만들어 건강한 정자를 만든다. 성에 대해 바른 가치관을 가지고 생성되는 건강한 정액은 정기신(精氣神) 모두가 포함된 인체의 귀중한 결정체이다. 그래야 정신과 육체가 건강한 아기가 태어날 수 있고, 이것이 자연의 섭리라 할 수 있다.

Part 3

만성질환을 다루는 음양오행 치유법

피부질환의 주요
원인은 열독이다

　　사람이 살아가는 동안 피부만큼 신경 쓰이는 신
체 부위도 없다. 작은 피부 트러블, 종기, 두드러기, 접촉성 피부
염처럼 가벼운 질환부터 아토피, 건선, 지루성 피부염, 여드름, 무
좀과 같은 난치성 질환도 많다. 세균, 진균, 바이러스, 피부 기생
충 등과 같은 병원성 미생물에 의한 염증성 피부질환들도 다양하
게 발생한다.

　　평소 우리의 피부 건강은 피부 상재(常在)균에 의해 지켜진
다. 이들은 피부의 각질층에 살면서 약산성을 유지하여, 다른 병
원성 세균이 피부에 침입하지 못하도록 견제하는 역할을 하므로
우리 몸에 아주 유익할뿐더러 반드시 있어야 할 세균이다. 하지
만 어떠한 이유에 의해 피부의 환경이 바뀌게 되면 상재균의 수

는 적어지고 병원성 세균 수가 급격히 증가하면서 피부질환이 발생하게 되는데, 이때 피부의 환경을 바꾸는 가장 큰 원인이 바로 '열독(熱毒)'이다.

필자가 어려서는 생손앓이에 메주콩 생것을 씹어서 붙이거나 선인장을 짓찧어서 붙이기도 했는데, 이들의 찬 성질로 열을 식혔던 것이다. 이처럼 찬 성질을 이용해 염증에 붙이는 이명래고약®이 지금도 약국에서 많이 판매되고 있다. 작게는 얼굴 등의 뾰루지도 내부 장기에서 발생된 열독이 해당 경락을 따라서 올라온 경우이다. 급성으로 생기는 두드러기나 종기에 가만히 손을 대어 보면 열이 화끈하게 나는 것을 느낄 수 있다. 만성적인 아토피나 건선도 열독이 심할 때는 해당하는 부위가 화끈대거나 가려움증 등의 자각적인 증세가 발생한다.

우리 몸은 식사나 운동을 할 때는 물론 정신적인 활동이나 신경을 집중할 때, 심지어 아무것도 하지 않는 상태에서도 체온을 유지하기 위해 열을 발생시킨다. 이런 과정에서 생긴 적당한 열은 대사를 돕고 몸을 움직이는 데 필수적이다. 하지만 필요 이상의 열은 '독'이 되어 오히려 우리 몸을 공격한다. 자극적이거나 열량이 많은 음식을 먹을수록, 격렬한 운동을 할수록, 스트레스가 심할수록 더욱 많은 열을 내뿜는다. 이렇게 발생한 열이 체내의 순환에 의해 고르게 전신으로 분배되면 다행이지만 그렇지 못하면, 특정한 쪽으로 열이 몰려 해당 부위에 이상을 일으키게 된다. 즉, 열이 특정 피부로 몰리게 되면 열독이 되어 약산성인 피부를 알칼리화시키는데, 이로 인해 병원성 세균이 성장하기에 좋은 환경이 만들어지는 것이다.

여름 장마철에 더운 공기와 습기가 합처지는 밀폐된 곳이나 집 안의 구석진 곳에는 곰팡이가 많이 생긴다. 이런 자연의 현상처럼 우리 피부에도 열과 습기가 생기면 병원성 미생물이 증식한다. 더군다나 폐장과 대장의 기능이 약화되어 있는 경우에는 미처 다 빠져나가지 못한 노폐물이 몰려들어 피부의 위생상태가 나빠지면서 병원성 미생물이 더욱 왕성하게 번식한다.

우리 몸은 특정 부위에 열이 생기면 수분도 함께 몰린다. 열을 제어하기 위해 인체의 물이 몰리는 것인데, 갑자기 데었을 때 수포가 생기는 것을 같은 현상으로 이해하면 된다. '수족다한증'이나 '갱년기의 눈물' 등도 같은 이치다. 열과 수분이 몰리며 열독이 피부로 발산되면, 처음에는 이물감이나 가려움증으로 나타나지만 심해지면 진물이 나거나 수포가 생기게 된다. 가려울 때 긁으면 진물이 나고, 더 긁으면 피가 나는 것도 열독이 발산되는 과정이라 볼 수 있다.

세균이나 바이러스의 개념을 배제한다면 대상포진, 단순포진, 성병의 일종인 곤지름, 사마귀 등도 열독에 의해 생긴다고 볼 수 있다. 장부에 생긴 열이 해당 경락을 따라 피부에 몰리면, 바이러스가 살기 좋은 환경이 만들어지고 번식을 하면서 피부질환으로 나타나는 것이다. 피부에 열독이 생기는 원인을 살펴보면 다음과 같다.

스트레스

흔히 우리가 "열 받는다!"라고 표현하듯이, 스트레스를 받으면 누구나 얼굴에 열이 훅 달아오르는 느낌을 받는다. 사람마다 스트레스를 받아들이는 그릇의 크기가 다르고 일상에서 생기는 스트레스의 원인 또한 다양하다. 주로 사람들이 서로 부대끼며 생기는 가정적, 사회적, 심리적 원인들이 큰 스트레스를 만들지만, 요즘은 도시 생활, 오염된 공기 같은 환경적 요인까지 스트레스로 쌓이고, 나쁜 감정과 함께 그대로 화(火)가 되어 몸속에 열독을 만든다.

간장열

우리 몸에서 혈액을 가장 많이 가지고 있는 장기가 간장이다. 따라서 간장이 뜨거워지면 혈액에도 열이 생겨 피부로 발산된다. 간장은 감정과 관련이 깊은 장부이기에 스트레스나 피로에 의해서 간화(肝火)가 쌓여 열이 생긴다. 또한 해독을 담당하는 장부이므로 음주와 방부제, 표백제, 색소 등의 식품 첨가물 그리고 농약, 환경 호르몬, 의약품 등의 화학물질에 의해서도 간열이 생긴다. 식품 첨가물에 많이 들어가고, 과일의 단맛을 담당하는 과당의 과잉섭취도 간열을 생기게 하는 주범이다. 포도당은 섭취하면 대개 20% 정도만 간장에서 대사가 일어나는 반면, 과당은 99% 이상 간장에서 처리된다. 이 과정에서 과당은 분해되어 에너지를 만들기보다는 중성지방을 만드는 요인이 되는데, 과잉의 중성지방도 간열이 생기는 원인 중의 하나이다. 이런 면에서 보면, 요즘 단맛을 높이기 위해 과당이 많이 함유된 과일의 개량종이 많이 나오는 것을 마냥 좋은 현상이라고만 볼 수는 없다.

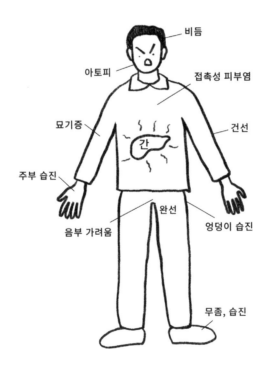

열독이 생기게 하는 음식

① 우유

우유는 소의 젖이므로 소의 특성을 강하게 지닌다. 소고기는 따뜻한 성질을 지니므로 우유를 많이 복용하면 몸에 열이 쌓인다. 특히 동양인의 2/3는 우유 속의 유당을 분해시킬 수 있는 효소가 부족하므로 영양소는 흡수되지 않고 불필요한 열만 가중시키는 꼴이다.

② 닭고기

성질이 뜨거운 닭고기는 튀기거나 가공하는 과정에서 더욱 열이 많은 음식이 된다. 더구나 비좁은 닭장에서 대량 사육되는 닭은 항스트레스 호르몬, 항생제, 여러 독소 등이 다량 농축되어 있어서 열독을 부추긴다.

③ 양기(陽氣)를 띠는 음식

녹용, 인삼과 홍삼, 꿀, 마늘 등은 뜨거운 성질의 음식이지만, 남녀노소 누구나 면역력을 높여준다는 대대적인 마케팅으로 인해 체질적으로 열이 많은 사람조차 즐겨 찾는 음식이 되었다.

④ 단 음식

우리의 생활 속에서 거의 무의식적으로 접하는 단 음식들은 비만의 주범이기도 하지만 과잉열의 원인이 된다.

⑤ 고열량 음식

고기류, 라면, 튀김류 등의 기름진 음식과 과자, 햄버거, 피자 등의 인스턴트식품도 열을 만든다.

⑥ 밀가루 음식

밀가루의 찰진 성질은 피부를 촘촘하고 두껍게 해서 양기가 밖으로 나가지 못하게 한다. 따라서 피부와 땀구멍을 틀어막아 땀을 덜 나게 하고, 인체 내부를 따뜻하게 해주므로 겨울에는 좋은 음식이나 여름에는 열독이 생길 수 있다.

영양의 과다

고기 위주의 식사, 보약, 영양제 등의 남용으로 에너지원을 많이 섭취하지만, 대중교통과 과학의 발달로 움직임은 적어져서 미처 소비하지 못해 남는 에너지가 열독을 발생한다.

공기의 오염

미세먼지, 공해물질 등에 오염된 공기는 온난화의 주범일 뿐 아니라 이를 호흡하는 우리 몸에도 열을 발생시킨다.

찬 음식

인체는 열을 가지고 있는 생명체이기 때문에 얼음이나 냉장고에 저장된 냉한 음식을 많이 먹으면, 기혈 순환이 방해되면서 열이 편재된다. 더구나 체내에서 냉한 음식에 의해 움츠렸던 열은 반발작용으로 더 활동성이 높아지게 된다. 답답함을 해소하기 위해 마시는 냉음료는 마시는 순간만 일시적으로 시원하게 느껴질 뿐이다.

우리 인체에서 필요 이상으로 생기는 열이나 편재되어 생기는 열을 열독으로 구분하여 소개하는 이유는 열독은 피부질환뿐만 아니라 혈액 속의 염증 인자를 늘여 각종 성인병과 암 그리고 나아가서는 ADHD 증후군, 불안장애, 공황장애, 우울증 등의 원인을 제공하기 때문이다. 위에서 열거한 열독의 원인들은 만성 피부질환과 함께 현대인들의 건강을 해치는 주범으로 자리 잡고 있다. 동양의학에서는 이러한 열독을 담음(痰飮)이 생기는 주요 원인으로도 본다(체하면 왜 머리가 아프고 어지러울까 참조).

통즉무통, 불통즉통
통증과 순환

사람들은 머리가 아프거나, 배가 아프거나, 갑자기 넘어지거나 부딪칠 때 아픈 부위로 손부터 갖다 댄다. 그래서 쓰다듬고 만지작거리고 주무르고 두드리기까지 한다. 아픈 부위를 순환시켜 통증을 빨리 해소하려는 본능적인 치유동작이다.

이때 우리 몸은 프로스타글란딘(prostaglandin, 이하 PG)이라는 통증 유발 전달물질을 만들고 이를 뇌에 전달함으로써 통증을 인지하게 하는데, 결국 통증은 우리 몸을 치료해달라는 고마운 신호인 셈이다. 이러한 통증과 염증반응에 핵심적인 역할을 하고 있는 PG는 이외에도 인체 각 조직에서 여러 종류로 존재하여 호르몬처럼 작용해 다양한 일을 한다.

PG가 가장 먼저(1930년대) 발견된 곳은 정액이다. 당시 연구가들은 이미 정액 속의 PG가 자궁근육의 수축을 촉진하여 정자가 난자에 도달하기 쉽게 한다는 것을 알고 있었다. 그 후로도 정액뿐만 아니라 신장, 방광 그리고 다른 많은 기관에도 존재하며 저마다의 기능을 하고 있다는 것을 알게 되었다. 소화효소를 분비하도록 하거나 위액 분비를 억제하기도 하고, 혈관을 수축하게 하거나 혈관을 오히려 확장시키기도 한다. 어떤 것은 피를 응고하게 하고, 반대로 피가 잘 풀리게도 해준다. 여성의 경우 자궁 수축을 통해 생리를 하게도 하지만 과도하게 분비되면 자궁 수축이 강하게 일어나 생리통이 생긴다. 이밖에 다른 호르몬의 조절 작용에도 참여하고 있다.

그렇지만 이런 PG가 지속적인 통증을 유발하는 상황에서는 결국 진통제를 복용하게 된다. 이때 진통제는 PG의 생성을 억제하여 통증을 멈추게 하지만 통증의 원인이 제거되지 않으면 PG는 계속 분비되므로 일정 시간 후 다시 통증을 느끼게 된다. 대부분의 경우 진통제에 의해 통증을 느끼지 못하는 사이에 우리 몸은 스스로 통증의 원인을 제거하려 노력한다. 하지만 우리가 접하는 통증 중에는 시간이 지나도 좀처럼 가라앉지 않는 만성적인 통증도 많다. 만성 두통, 관절통, 근육통, 생리통 등인데, 약국에 있는 다양한 약품들 중에 가장 많이 판매되는 제품군이 이러한 경우에 찾게 되는 진통제이다.

진통제는 '통증을 호소하는 환자에게 그 통증을 제거 또는 완화할 목적으로 투여하는 대증(對症)치료제'이다. '대증치료제'라는 표현이 사용된 것은 통증은 질병이 아니라 하나의 증상으로서 몸의 이상을 표현하는 신호이기 때문이다. 따라서 진통제의 복용은 대부분 질병의 원인을 치료하는 관점이 아니므로 자주 복용하게 되는 경우에는 그 부작용에 주의를 기울일 필요가 있다. 더구나 스트레스가 원인인 경우에는 진통제가 잘 듣지 않는다. 긴장감, 불면, 만성 피로 등에 의한 통증은 일반적인 염증과는 다른 몸의 기전에 의한 것이기 때문에 병원에서도 이럴 때는 진통제와 함께 신경안정제를 처방한다.

PG는 앞서 언급했던 것보다 훨씬 더 많은 생리작용을 하리라 추측되는 아직은 다소 비밀스러운 물질이다. 따라서 통증이 유발되는 근본적인 원인 치료에 노력을 기울이지 않고 지속적으로 진통제를 복용한다면 정상적인 생리작용을 하는 PG류의 생성에도 교란을 일으킬 수 있다. 가장 흔하게는 속쓰림, 소화불량 등의 위장 장애와 장점막 손상, 부종 등의 부작용을 야기한다. 또한 드물지만 심각한 신장 독성으로 이어지거나 고혈압과 심장마비의 위험성을 증가시키고, 과민반응으로는 두드러기, 혈관 부종, 천식, 저체온증 등이 나타날 수 있으며, 간장애를 유발할 수도 있다. 최근에는 일부 성분이 남성 성기능 장애를 일으킨다는 보고도 있고 면역저하와 같은 새로운 부작용과의 연관성도 나타나고 있다.

실제로 약국에서 진통제의 존재감이 큰 만큼 장·단기적으로 복용하는 환자들에게서 이러한 부작용의 경험사례는 흔히 볼 수 있다. 게다가 경구용 제제뿐만 아니라 여러 가지 제형의 소염진통제류들이 있다. 파스, 에어파스, 겔, 좌약, 트로키, 액제 등의 형태로 약사와 의사들의 조언을 떠나 환자들의 손에서 너무 자유롭게 사용되고 있는 것이 현실이다.

아프다고 무심코 붙이는 파스나 겔 등 비경구용 제제에 함유된 진통제도 흡수된 인체의 한 부위에서만 머물지 않는다. 일부 흡수된 약물은 혈관을 통해 전신으로 가게 되고 경구용 진통제와 함께 사용할 경우 '약물과다복용'에 해당할 수 있다. 더군다나 진통제는 사용할수록 내성이 생기기 때문에 환자들은 점점 더 이런 제제를 빈번하고도 강하게 사용한다. 특히 노인층에서 이런 사례를 자주 접할 수 있는데, 어떤 노인분은 통증이 너무 심한 나머지 하루에 수십 장의 파스를 붙인다며 정기적으로 다량의 파스를 구입해 가기도 하신다. 이는 약물의 과량흡수도 문제지만 피부호흡을 차단하여 폐장의 기능 저하를 일으킬 수 있다. 당연히 약물 과용에 대한 복약지도를 하지만 '얼마나 통증이 심하면 저렇게까지 하실까?' 하는 안타까움도 든다.

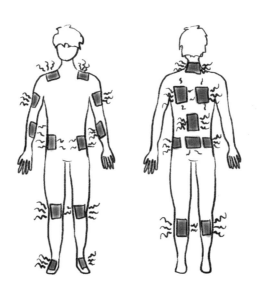

　　노인분들이 주 구매층인 판피린®과 판콜®이라는 감기약이 있다. 이 두 제품은 편의점에서도 가정상비약으로 판매되고 있을 정도로 많이 소비되는 품목이다. 시골에서는 서로 안부 인사를 하며 가볍게 선물하는 분들도 많은 것으로 알고 있다. 많은 사람이 이 제품을 구매해가면서 "이거 습관성 되나요?", "자주 먹으면 중독되나요?" 등의 질문을 하는데, 사실 이 제품들에는 항히스타민제와 진통제, 카페인이 함께 포함되어 있기 때문에 장기 복용할 경우 진통제와 카페인에 의한 의존성이 생길 수 있고, 당연히 이에 따른 약물 부작용도 예상된다. 통증을 잊고 마음의 평안을 얻는 긍정적인 효과도 있겠지만 하루에도 수백 병씩 판매되는 걸 보면 약사로서의 한계가 동시에 느껴지곤 한다.

아기 예수의 탄생을 축하하며 동방박사 3인이 건넨 3가지 선물 중에 '유향과 몰약'은 혈액순환과 통증 완화에 도움이 되는 약재들인데, 오래전부터 인류는 순환과 통증과의 관계를 인식하고 있었던 것 같다.

동양의학에서는 통증을 '기혈의 막힘'으로 보고 '통즉무통, 불통즉통(通卽無痛, 不通卽痛)'이라는 표현을 쓰는데, 기혈 순환이 잘 되면 통증이 없고, 잘 되지 않으면 통증이 생긴다는 뜻이다. 팔베개를 오래 하면 팔이 저리다가 나중에는 아프기까지 하는 경험도 같은 이치이다.

현대의학에서도 통증의 원인을 혈액 속의 염증 인자의 증가, 인슐린양의 증가, 산소의 부족, 산도의 변화, 온도의 변화 등으로 보고 있는데, 이 모두가 순환장애의 결과들이다. 따라서 '혈액순환'은 통증 제거에 중요한 요소이다. 즉, 통증 부위에 혈액이 충분히 공급되면 산소와 영양물질이 많아지기 때문에 통증이 해소될 수 있다.

순환이 잘 안 되면 통증이 생기기 이전에 나타나는 몇 가지 증세가 있다. 우선 가렵거나 물이 흐르는 느낌, 벌레가 기어 다니는 느낌이 생기기도 하고, 뻐근하거나 국소적인 부종이 생길 수도 있다. 순환장애가 심해지면 통증을 느끼게 되고 다시 그 단계를 지나면 몸이 막히게 되는데, 말초동맥폐쇄, 뇌혈관이 막히는 중풍, 심장혈관이 막히는 심장마비 등이 오게 되는 경우다.

'순환'이라는 개념으로 통증이 개선되는 사례를 찾아보면 다음과 같다.

근육통, 관절통, 생리통 등이 있을 때, 기본적으로 따뜻하게만 해줘도(온욕, 온찜질, 마사지 등) 통증이 줄어든다. 아이들이 갑자기 배가 아플 때도 복부를 시계방향으로 문질러 주면 복통이 사라지는 것을 볼 수 있다. 몸살이 났을 때, 자면서도 무의식적으로 이리저리 돌아누우며 뒤척이는 것은 순환이 안 되니까 자신도 모르게 편한 자세를 찾으려는 몸의 자연적인 행위이다.

예로부터 '조탁법(鳥啄法)'이라는 민간요법이 있다. 치료 효과는 순환에 근거를 두고 있는데, 양 손가락 10개 끝으로 마치 새가 모이를 쪼듯이 가볍게 톡톡 두드려서 통증을 해결하는 방법이다. 세게 두드릴 필요 없이 시간 나는 대로, 생각나는 대로 두드리다가 유난히 더 아픈 곳은 집중적으로 두드려 주면 어느 틈에 통증이 사라지게 된다. 특히 모든 경락이 모여 있는 얼굴과 머리를 조탁법으로 자주 두드려 주면, 인체의 모든 장부에 기가 잘 흐르고 탁한 기운이 빠져 나가게 된다. 이 방법은 필자의 약국에서 노인분들에게 자주 권하고 있는데, 순환장애와 호르몬 저하에 따른 노화 증세에 효과가 꽤 있다. 특히 운동을 할 수 없는 노인들의 손발 저림, 중풍 후유증, 시력저하, 근무력증, 심장질환, 소변기능 장애 등의 증세에 좋다.

병원진단결과 원인을 알 수 없는 급성 및 만성 두통을 호소하는 환자에게 은행잎 제제, 불포화 지방산 등 일반적인 순환제를 추천해도 좋은 결과가 나타난다. 은행잎 제제는 말초순환장애에도 도움을 주지만 약성이 차기 때문에 한의학적 개념인 '속열'을 내리는 데도 좋다. 열의 개념으로 보면 순환장애는 인체에서 '열의 편재'이다. '상열하냉(上熱下冷)'이나 '수승하강(水丞下降)'의 개념도 열의 편재에서부터 출발한다.

우리 몸의 통증은 '몸이 고장 났으니 무리하지 말고 주의하라'는 일종의 신호이다. 그러나 이를 무시하고 진통제만 복용하다 보면 오히려 원인질환이 심해질 수 있다. 예를 들어, 관절염에 의한 통증이 생겼을 때 진통제만 복용하고 휴식 없이 일상생활을 지속한다면 관절염증은 더 심해질 수밖에 없다.

결론적으로, 통증의 원인을 알 수 없다면 진통제에만 의존할 것이 아니라 순환의 개선을 통해 통증을 줄여나가는 것이 좋은 방법이다. 만성통증에는 혈액순환제뿐만 아니라 항산화제, 비타민 D, 칼슘, 철분제, 마그네슘, 전칠삼, 비타민 C, 신경비타민으로는 비타민 B1, B6, B12 등이 도움이 될 수 있다.

퇴행성 관절염에 대한
올바른 이해

사람이 평생에 걸쳐 앓게 되는 질환의 약 70%는 인체가 퇴행하면서 발생하는 질환들이다. 뼈의 대사저하, 척추질환, 퇴행성 관절염 등이 가장 대표적인데, 그중 퇴행성 관절염은 관절을 지탱하는 인대가 약해지고 근력이 떨어지면서 시작되어, 점차 연골이 마르고 손상되어 염증과 통증을 일으키는 질환이다. 건강보험 심사평가원에 따르면, 나이에 따라 유병률이 증가하여 50세 이상에서는 38%, 80세 이상 연령에 이르면 무려 72%가 앓고 있을 정도로 흔한 노화성 질환이다.

전통의학에서 보면 관절 부위의 인대와 근육을 주관하는 장부가 간장인데, 약국에서 근무하다 보면 많은 정형외과 환자들에게서 특히 간장의 기능이 약해져 있는 것을 발견할 수 있다. 즉,

술을 즐기거나 피로, 스트레스 등에 의해 간장의 기능이 떨어진 사람들은 같은 연령층에 비해 퇴행성 관절염의 발생률이 높고 심하게 나타나는 것이 관찰된다.

퇴행성 관절염 환자들 대부분이 초기에는 소염진통제를 처방받거나 구입해서 복용하기 시작한다. 통증이 쉽게 해소되므로 이 방법이 초기에는 매우 유용한 듯 느껴지나 여기에는 엄청난 함정이 있다. 이는 통증과 염증이 심할 때 복용하는 대증요법제일 뿐 근본적으로 관절의 노화가 진행되는 것을 막을 수는 없기 때문이다(통즉무통, 불통즉통 – 통증과 순환 참조). 게다가 장기적으로 복용하다 보면 내성이 생겨 효과도 떨어지고 다양한 부작용을 경험하게 된다. 이때 간장에도 부담을 주기 때문에, 이에 귀속되는 인대와 골격근의 약화로 이어져 오히려 퇴행성 관절염이 더 진행되는 악순환의 고리가 형성될 수 있다.

물론 초기에 소염진통제와 물리치료 등으로 염증을 없애려는 노력이 필요하겠지만, 많은 환자들이 이런 방법으로 언젠가 나아질 거라 여기며 단지 사소한 불편일 뿐이라는 착각 속에 살아가고 있다. 하지만 이로 인해 초기 치료의 기회를 놓치게 되고 중증에 이르러 결국 수술로 눈을 돌리게 되는 것이 현실이다.

퇴행성 관절염에 대처하기 위해서는 관절조직과 관절을 지지하는 주위 골격근, 인대 등에 대해 살펴볼 필요가 있는데, 우리 몸에는 100개 이상의 관절과 약 400여 개의 골격근이 있다. 골격근은 남자는 체중의 약 45%, 여자는 40%를 차지하며 이는 뼈의 무게가 체중의 1/5임을 감안하면 많은 양이다.

골격근은 나이를 먹을수록 위축되어 근력 저하가 진행되며 근육의 특성상 안쪽 근육의 강도가 강하므로 안쪽으로 굽어지는데, 중·노년이 되면서 등이 굽기 시작하는 이유다. 이러한 위축 현상은 근육세포의 수가 줄어서가 아니고 근섬유가 가늘어지기 때문에 일어난다.

즉, 노년에 이르러 '근육의 사용 저하 → 근섬유가 가늘어지고 굳어짐 → 근육의 두께 감소'로 이어진다. 이 현상은 일상에서 깁스를 하는 동안 그 부위의 근육이 점점 마르고 가늘어지는 경우로 경험할 수 있다.

결론적으로, 퇴행성 관절염의 주원인은 연골이 점점 줄어들고, 관절을 보호하고 있는 골격근의 근력 저하(두께 감소)와 인대의 노화, 간장의 기능 저하, 노동으로 인한 불균형적인 근육의 사용 등이다. 따라서 퇴행성 관절염은 '관절조직의 파괴로 관절이 닳아서 생기는 질환이 아니라 관절의 영양부족으로 연골 및 주위 조직들이 마르고 얇아져서 생기는 질환'이라고 생각하면 치료하기가 쉬워진다. 당연하지만 얇아진 연골 부위는 몸의 하중으로 인해 염증이 발생하기 쉬워지고 이는 관절의 변형으로 이어진다.

특히 중년 이후부터는 운동이 부족하면 관절에 영양공급이 원활히 이루어지지 않으므로 더 빠르게 퇴행이 일어난다. 그러므로 연골이 많이 줄지 않은 관절염의 초기에는 운동만 잘 해도 해당 관절 주위의 인대와 근육이 강화되어 연골 대신 충격을 완화시키므로 통증이 줄어든다. 통증이 있다고 무조건 운동을 하지 않으면 근육이 약해져 오히려 퇴행이 빠르게 진행된다. 통증이 심하면 우선 통증이 없어질 때까지 물리치료와 영양 요법, 가벼운 운동을 병행하는 것이 좋다.

필자는 약국에서 진통제를 장기적으로 복용하는 많은 퇴행성 관절염 환자에게 관절에 도움을 주는 영양제와 신발에 까는 깔창을 추천하고 운동요법을 병행하도록 조언해 주었는데, 중증의 경우를 제외하고는 이러한 방법들이 많은 도움이 된다는 것을 알게 되었다. 더불어 각 관절 부위를 따라 흐르는 12경락과 그와 연관된 장부에 대해서도 이해하고 있으면 치료에 더욱 도움이 된다.

깔창이 꼭 필요한 이유

우리 몸의 무릎관절을 포함한 대관절 퇴행의 출발점은 발바닥 아치가 무너지면서 생긴다. 발바닥의 아치는 정상 각도가 13°로 아치가 낮은 발은 평발이라 하고 아치가 정상보다 높은 발은 요족(까치발)이라 한다. 철로의 하단부가 13°여야 기차의 하중을 잘 받아들일 수 있듯이 인체에서는 발의 아치가 13°여야 척추가 바로 선다. 신의 각도라 불리는 13°는 악관절, 경추(목뼈), 요추(허리뼈) 등 우리 몸의 여러 곳에서 어렵지 않게 찾아볼 수 있다.

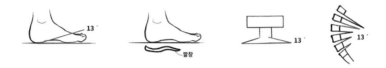

고대 인류가 맨발로 다니던 시절에는 발바닥이 탄력적으로 움직이면서 13°의 아치를 유지했으나, 신발을 신게 되면서 무너져 발에도 질환이 생기기 시작했다고 알려진다. 더구나 노화, 불량한 자세, 도시의 딱딱한 길, 여성의 하이힐과 남성의 구두 등은 이를 촉진하여 '족저근막염', '무지외반증' 등을 유발시킨다. 또한 몸의 균형이 무너지며 발목관절염, 무릎관절염, 고관절염 등이 생겨 걸음걸이가 바르지 않게 되고, 이는 다시 불량한 자세를 유발하는 악순환이 일어나게 된다.

여기에서 몸의 균형이 더 무너지면 허리 디스크(추간판 탈출증), 척추측만증 등이 생기고 어깨에서는 오십견, 회전근개파열 등이 생길 수 있다. 이런 이유로 발바닥 아치의 정상적인 유지는 퇴행성 관절염의 치료에 매우 중요한 출발점이 되므로 자신의 발에 맞는 깔창이 꼭 필요하다.

관절과 관련 장부에 대한 이해

특정 장부가 약해지면 그 경락과 관련된 관절에 통증, 감각마비, 저림 등의 증상이 나타날 수 있게 되는데, 이를 살펴보면 다음과 같다(경락은 부록 참조).

사실 연골이나 연골 바로 아래 뼈 조직에는 신경이 없기 때문에 관절 통증이 있다는 것은 해당 부위의 염증일 가능성이 높다.

① 간장과 담낭

목관절, 고관절, 발(발가락 포함) 부위를 주관한다. 이에 따라 간장과 담낭이 약해지면 목관절염, 고관절염, 발가락관절염, 보행 장애, 발의 부종 등이 나타난다.

② 심장과 소장

견갑골, 상완(위 팔뚝)과 주관절(팔꿈치)을 주관한다. 이에 따라 심장과 소장이 약해지면 견갑골과 위쪽 팔의 통증, 주관절염이 생긴다.

③ 심포와 삼초

견관절(어깨)과 손(손가락 포함) 부위를 주관한다. 이에 따라 심포와 삼초가 약해지면 오십견, 회전근개파열 등으로 어깨가 아프거나 팔을 움직이기 힘들고, 팔이 잘 빠지며 손가락관절염이 생긴다. 삼초는 전신의 순환과 관련되므로 다른 관절염에 비하여 회복시간이 오래 걸린다.

④ 비장과 위장

대퇴부, 무릎관절, 악관절을 주관한다. 이에 따라 비장과 위장이 약해지면 대퇴부가 아프고, 무릎이 붓고 물이 고이는 증상이 나타난다. 특히 비장은 습(濕)에 약하므로 날씨가 궂고 비가 오려는 날에는 무릎의 통증이 더욱 심해진다.

⑤ 폐장과 대장

하완(아래 팔뚝)과 수관절(손목)을 주관한다. 이에 따라 폐장과 대장이 약해지면 손목터널 증후군 등의 손목관절염이 오고 아래 팔뚝이 아프다.

⑥ 신장과 방광

허리관절, 정강이, 복숭아뼈 부위의 족관절(발목)을 주관한다. 이에 따라 신장과 방광이 약해지면 허리와 정강이가 자주 아프고 디스크, 발목관절염이 생긴다. 따라서 불임수술이나 자궁절제술을 받은 사람은 발목이 고질적으로 아프다.

결론적으로 퇴행성관절염은 깔창+운동+영양요법으로 충분히 회복될 수 있으며, 각 연령대에 맞는 균형 있는 근력운동과 간장의 건강을 향상시키는 것도 중요하다. 영양소의 복용은 관절 영양제를 기본으로 몸 전체의 근육과 인대를 주관하는 장부인 간장의 영양제와 해당 부위의 경락에 해당하는 장부의 보강제가 필요

하다. 예를 들어, 무릎관절염이 생기면 간장 영양제+관절 영양제
+위장에 좋은 효소 등의 구성이다.

관절 영양제

옥타코사놀, 콘드로이친, MSM, 보스웰리아, 글루코사민, 초
록입홍합, 콜라겐, 상어연골, 칼슘 및 마그네슘, 비타민 D 등과 강
근골제로 쓰이는 몇 가지의 한약제가 추천된다.

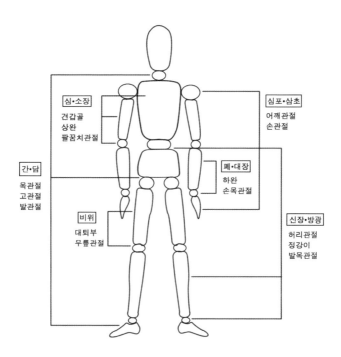

아토피와 폐장, 대장

아토피(atopy)는 '비정상적이다', '기이하다'라는 어원을 지닌, 비정상적인 알레르기 반응을 뜻한다. 보통 '아토피 피부염'을 지칭하며 만성 재발성의 염증성 질환으로, 소양증과 피부건조증, 특징적인 습진을 동반하기 때문에 심하게 진행된 아토피 환자의 경우 그 괴로움은 이루 말할 수 없다.

아토피는 '현대병'으로 불리우며, 주로 어린 연령층에서 점점 증가하는 추세이다. 질병관리본부가 청소년 4천 명을 대상으로 조사한 결과, 1995년에 4%였던 아토피 환자가 2010년에는 13%로 3.2배 증가하고, 초등학생의 경우는 5명 중 1명이 아토피 환자인 것으로 나타났다. 과거에는 영유아기에 주로 발생해 대다수가 성장하면서 자연적으로 호전되었지만, 최근에는 소아, 청소년, 성인기에 이르기까지 만성적인 경과를 보이는 경우가 많아졌다.

아토피 환자는 천식, 비염, 결막염 등의 알레르기 질환을 동반하기도 하는데, 유전적, 면역학적 요인이 1차적으로 관여하고 여기에 환경적, 정신적 요인이 악화 요인으로 작용한다. 그러나 분명한 건 아토피는 문명의 발달로 인한 삶의 편의와 건강을 맞바꾸며 나타난 결과물이라는 점이다. 특히 소아 아토피는 임신 전 부모의 생활환경과 스트레스, 식생활, 흡연과 음주 여부, 약물 복용 이력 등과 산모의 주거 환경, 섭생, 스트레스 등이 주요 원인이다.

요즘 늘어나는 성인 아토피도 건강하지 못한 식생활과 실내외의 공해에 의한 알레르기 물질의 증가, 스트레스, 만성피로 등이 주요한 원인으로 지목된다. 그러나 아직까지 개인마다의 발병 원인을 명확하게 밝히기 어렵고 치료방법 또한 대증적 요법을 따르고 있는 실정이어서, 이번 글에서는 동양의학적인 면에서의 원인을 분석하고 그에 따른 근본적인 치료방법을 제시해 보고자 한다.

동양의학에서는 피부를 하나의 완전한 독립된 장기로 취급하므로 인체를 통틀어 가장 큰 장기라 할 수 있다. 기본적으로 몸을 덮어 보호하고, 감각을 통해 외부환경의 변화를 감지하고, 호흡의 일부와 체온의 유지를 담당하고, 몸에 쌓이는 노폐물을 내보내기도 한다.

우리 몸에서 오행의 금(金)에 배속되는 장기가 폐장, 대장, 피부인데, 이 3개의 장기는 경락적으로 서로 통하기 때문에 상호 간에 기운을 나눈다. 따라서 아토피 역시 폐장과 대장의 건강상태와 관련이 깊다고 할 수 있으며, 우리 몸에서 노폐물을 내보내는 배설과정 또한 이 세 장기를 통해 이루어진다.

노폐물의 대부분은 소화기를 거쳐서 대소변(주로 대변)으로 내보내지고, 일부는 폐장의 호흡과 피부를 통해서도 배출된다. 그런데 만약 주요 배설경로인 대장과 폐장의 기능에 이상이 생겨 충분히 노폐물을 내보내지 못해 혈액에 쌓이는 상황이 되면, 우리 몸은 피부를 통해서라도 배출하려고 할 것이다.

이때 발생하는 질환이 아토피이며, 이런 면에서 보면 아토피는 혈중 노폐물과 유해물을 배출하는 과정에서 생기는 피치 못할 작용이라 할 수 있다. 따라서 아토피가 심해지면서 생기는 진물은 흘러나오게 해야 하고, 가려울 때는 긁어서 피를 내야 노폐물이 잘 배설될 수 있다. 이것은 일반적으로 상처가 생겼을 때 생기는 흉터에 비해 아토피로 인한 상처가 나중에 흉터 없이 아무는 것을 보면 이해할 수 있다.

결론적으로, 아토피는 주로 대장과 폐장의 기능 개선을 통해 그 근본 치료에 접근할 수 있다(건강한 장이 수명을 연장한다 참조).

대장의 건강 관리

• 건강하고 예쁜 대변을 만들기 위해서 양질의 유산균과 그 먹이가 되는 섬유소의 공급, 충분한 수분섭취가 중요하다.

• 입부터 항문까지는 하나의 긴 관으로, 입의 침으로부터 소화가 시작되고 소화는 발효의 과정을 거치기 때문에 발효음식을 섭취하는 것이 좋다.

• 건강한 식습관을 유지한다(건강한 장이 수명을 연장한다 참조).

• 복부 마사지로 복부순환을 도와 경직된 소장과 대장의 긴장을 풀어준다. 양손을 겹쳐서 시계방향(시계방향은 기운을 내보내는 회전으로 장의 움직임과 같다)으로 천천히 원을 그리면서 깊게 해야 한다. 이 방법을 잠자기 전 아이들에게 자주 해주면 아토피뿐만 아니라 심신의 안정에도 많은 도움이 된다.

폐장의 건강 관리

폐장은 '선발(宣發)작용'을 통해 인체에 이로운 기운을 나누어 주고, 탁한 기운과 수분은 몸 밖으로 내보낸다. 즉, 외부의 맑은 기운을 받아들이고 비·위장을 통해 올라온 영양분을 전신으로 보내는 반면, 체내의 탁한 기운을 내보내고 피부를 통해 열과 노폐물이 빠져나가도록 하는 것이다. 그러나 이 기능이 약해지면 혈액에 탁한 기운이 쌓이고 노폐물과 독소가 피부 밑에 그대로 쌓여 여러 가지 피부질환을 일으키게 된다.

따라서 폐장을 건강하게 하기 위해서는 좋은 영양분과 외부의 맑은 기운이 필요하다. 토생금(土生金)의 원리에 따라 비·위장(土)의 건강을 잘 유지하여 좋은 영양분이 폐장(金)에 잘 공급되도록 해야 한다. 또한 숲속의 맑은 환경이 아토피 치료에 도움이 되므로 이를 활용하면 좋겠다.

더불어 체내 노폐물 배설은 신장과 방광에서도 이루어지므로 물을 많이, 자주 마시는 습관을 길러야 한다. 물이 신진대사에 기여해 청소부와 같은 역할을 하기 때문이다(하루 2L의 물을 마셔야 하는 이유 참조).

이외에 피부를 직접적으로 건강하게 만드는 몇 가지 방법을 소개한다.

• 피부의 상재균(유익균)은 각질층에 살며 땀과 피지 등의 노폐물을 먹고 산성 물질을 배출해 피부의 산도를 유지한다. 덕분에 피부는 외부 바이러스나 세균으로부터 우리 몸을 지켜내는 1차 방어기관으로서의 역할을 할 수 있다. 건강한 피부를 위해서는 이러한 상재균을 지켜야 하는데, 비누와 샴푸의 잦은 사용, 각종

연고나 로션을 무절제하게 바르는 행위, 잦은 목욕 등은 피부의 산도를 무너뜨린다. 특히 지나친 로션의 사용은 피부 호흡의 장애를 일으키는데, 여름에는 땀구멍이 막혀 더욱 좋지 않다.

어린아이들에게 엄마와의 피부 접촉은 심리적인 안정의 효과도 있지만 엄마의 정상적인 피부의 상재균이 전해지는 과정이다. 따라서 아기를 키우는 엄마는 화장품이나 로션의 사용을 자제하는 것이 좋다.

• 노폐물 배출과 상재균의 증식을 위해서 가볍게 땀이 나는 정도의 운동을 하는 것이 좋다.

• 피부의 강화를 위해 천연 비타민 D의 합성이 중요하다. 비타민 D는 피부방어기능에 필요한 단백질 합성에 관여하므로 햇볕을 자주 쐬는 것이 좋다.

• 늘 옷에 덮여 있는 피부가 공기를 통해 정화할 수 있는 기회를 주어야 한다. 옷을 입지 않은 채 신선한 공기에 신체를 노출시키거나 잘 때는 피부 호흡이 2배로 늘어나므로 벗고 잠자는 것도 좋다.

• 아이들이 자연에 있는 흙, 나무, 모래 등의 먼지나 가루 등에 있는 사소한 미생물에 노출되는 것은 몸이 외부의 환경에 적응해

가는 '몸 공부'의 과정이다.

- 황토 마사지도 피부를 건강하게 하는 데 도움이 된다. 오행 중에서 토(土)는 한문 글자 모양에서 보듯이 양(+)과 음(-)을 함께 갖춘 음양의 결합체라고 할 수 있으며 중화작용으로 다른 오행요소들을 수용한다. 숲속에 고여 있는 연못의 물이 썩지 않는 이유도 흙의 중화작용 때문이다.

필자의 둘째딸도 어려서 아토피 피부염이 심했었는데, 당시에 해보았던 여러 치료법 중 지금도 생각나는 것이 '황토 마사지'다. 황토가 피부에 있는 노폐물을 중화시켜준다는 확신으로 좋은 황토를 구해서 몸에 발라주고 황토욕을 자주 해주었던 기억이 난다. 물론 지금은 잘 자라서 건강한 피부를 가진 어여쁜 성인이 되어 있다.

아토피뿐만 아니라 다른 각종 피부질환의 경우에도 폐장, 대장과의 관계는 긴밀하다. 폐주피모(肺主皮毛)라고 하여 폐장이 땀구멍과 털구멍을 조절하여 피부에 영향을 주고, 대장이 약해지면 피부가 건조해지고 각종 피부질환에 노출된다. 독자들도 대장에 탈이 나면 얼굴에 염증이나 트러블이 나는 것을 경험한 적이 있을 것이다. 필자의 약국에서도 만성적인 피부질환 환자들에게

'장이 안 좋다'는 호소를 자주 듣는다.

치료되지 않는 만성적인 피부질환은 폐장과 대장의 건강에서 그 원인을 찾아보면 해결책이 보인다.

면역 불균형

환절기가 되면 약국에는 재채기나 콧물, 눈 가려움, 두드러기 등과 같은 알레르기 증상으로 고통을 호소하는 환자들이 갑자기 늘어난다. 환자들은 이로 인해 일상생활이 힘들 뿐 아니라 증상 완화를 위해 약을 먹으면 졸음이나 배뇨장애 등의 부작용이 생기기도 하고, 약을 복용할 때만 증세가 나아지므로 지속적으로 약을 복용하는 것에 대해서도 부담을 느끼게 된다. 전체적인 알레르기 환자의 숫자도 필자가 처음 약국경영을 시작할 때보다 훨씬 많이 늘어난 것을 체감하는 요즘이다.

알레르기 환자의 수가 늘어난 데에는 황사나 미세먼지 등 대기환경이 나빠진 원인도 있지만, 무엇보다 현대인들의 '면역체계의 불균형'이 과거보다 심화되고 있는 것이 주요한 원인이라고 보는 게 정확한 관점일 것이다. 알레르기뿐만 아니라 질병의 대부분은 면역체계의 이상에서부터 출발한다.

사실 우리 주위의 공기나 우리가 접촉하는 이곳저곳에는 질병을 일으킬 수 있는 세균, 바이러스, 곰팡이 등 각종 병원체가 돌아다닌다. 하지만 우리 몸에는 이들을 막아낼 수 있는 면역 시스템이 있는데, 감기와 같은 바이러스 질환을 비롯해 우리가 앓고 있는 대부분의 질병은 면역이 우리 몸에서 제 역할을 다하지 못해 생긴다고 볼 수 있다.

면역은 세균이나 바이러스, 환경오염물질, 스트레스 등 우리 몸을 위협하는 인자에 대해 스스로 보호하려는 방어체계이고 인체의 복원력을 키우는 힘이다. 이러한 힘이 떨어지는, 이른바 '면역의 저하'는 계절의 변화에 대한 우리 몸의 적응력도 떨어뜨려 알레르기 질환을 일으키고 여러 염증성 질환과 만성질환에 노출되게 한다.

이러한 면역의 저하나 불균형은 어디서부터 시작되는 것일까? 우리 몸은 건강을 유지하기 위해 전체나 부분적으로 늘 균형을 잡으려는 노력을 한다. 즉, 내·외적 요인의 변화로부터 끊임없이 항상성(homeostasis)을 유지하기 위한 기전이 작동되는 것이다, 여기에는 면역시스템과 자율신경, 호르몬(내분비계) 3가지 요소가 관여하며 상호 보완적인 관계를 가진다.

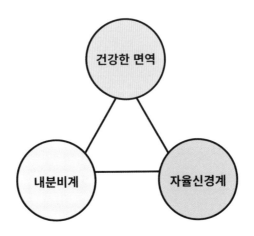

　　내분비계는 갑상선, 부갑상선, 흉선, 이자, 부신피질, 난소, 정소 등의 기관들을 말하며, 각종 호르몬을 분비한다. 이 호르몬들은 혈액을 타고 온몸으로 퍼져 특정한 메시지를 전달하고 면역에 관여한다.

　　자율신경은 교감신경과 부교감신경이 서로 긴장하거나 이완하면서 전체적인 조화를 이룬다. 즉, 교감신경은 주로 장기의 활동을 촉진하고 부교감신경은 억제하는 방향으로 작용한다. 이렇게 상반된 기능의 신경계가 동시에 흥분하면, 우리 몸은 호르몬의 혼란과 함께 지극히 불균형한 상태에 놓인다. 이 상태가 지속되면 온몸이 조화를 잃으면서 항상성을 유지할 수 없게 되는데, 이 지점이 '자율신경실조증'으로서 면역 불균형의 시작이라 할 수 있다.

결국 '자율신경실조증'은 내분비계와 더불어 교감, 부교감신경계의 상호조절 이상으로 생기는데, 의심되는 증세나 유발 원인은 매우 다양하나 병원 검사상의 이상으로는 잘 나타나지 않는다. 그렇다면 전통의학적인 관점에서의 자율신경실조증과 면역, 내분비계의 관계는 어떻게 해석할 수 있을까?

　　우리 몸에는 전신의 기혈(氣血)을 운행하고 각 부분을 조절하는 통로로서 12경락과 이를 보충해주는 기경팔맥(奇經八脈)이 있다. 이 중 기경팔맥은 12경락과는 다르게 오장육부와의 직접적인 연계는 없지만 12경락의 작용을 도우며 몸의 영위기혈(營衛氣血)을 조절하는 작용을 하는데, 여기에 속해 있는 임맥과 독맥이 인체의 정중선을 따라 양(陽)경락과 음(陰)경락으로 장부와 연계되어 있으므로 현대의학의 자율신경과 필연적인 관계를 갖는다.

　　임맥(任脈)은 몸의 앞쪽에서 아랫입술로부터 시작되어 식도, 위장이 포함된 정중앙선을 따라 회음(會陰 : 생식기와 항문 사이)까지 아래로 흐르는 경맥이다. 따라서 배와 가슴 부위의 장부들과 연계되어 음기를 충전하는데, 부교감신경도 이를 따라 흐른다. '임(任)' 자는 '맡길 임'으로 내 몸이 스스로 알아서 움직이도록 모든 것을 맡겼다고 해서 임맥이라고 하며, 이것은 현대의 자율신경의 의미와도 같다. 임맥의 흐름에서는 심장의 뜨거운 열이 아래로 내려와 아랫배에 쌓이므로, 장이 있는 아랫배는 늘 따뜻해야 앞 면역이 좋아지고 부교감신경이 안정되며 장내 미생물총의 환경이 정상적으로 유지된다.

　최근 벨기에의 레가 의학연구소에서는 장내 특정 미생물과 우울증, 삶의 질과의 연관성을 『네이처 미생물학』에 발표했다. 좋아하는 음식을 먹고 기분이 좋은 것은 뇌가 아니라 장내 미생물이라는 것이다. 이처럼 '장-뇌' 사이를 이어주는 장내 미생물은 면역과 자율신경에 중요한 영향을 미친다. 필자의 약국에 방문하는 대부분의 면역 이상 환자들도 '과민성대장증후군'을 앓고 있음이 자주 확인된다.

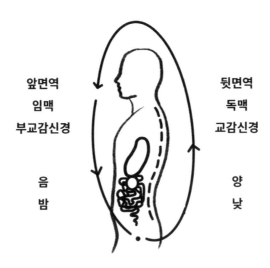

임맥면역 = 앞 면역 = 부교감신경면역 = 장 면역

소화가 안 되거나 장에 탈이 났을 때 복부 마사지를 해주거나 핫팩을 붙이면 좋아지는 경험을 한 적이 있을 것이다. 어린아이가 밤에 갑자기 열이 생기며 칭얼거릴 때도 복부를 시계방향으로 문질러 주면(일명 엄마손 요법) 열이 점차 내리며 스르르 잠드는 것을 볼 수 있다.

이처럼 임맥의 흐름이 약해지면 주로 호흡기계, 소화기계, 비뇨기계에 이상이 생겨서 감기, 비염, 위장, 대장, 신장, 방광, 생식기 질환과 갑상선, 각종 알레르기 질환 등이 생긴다. 특히 이들은 '신경성, 과민성'에 의해 증세가 심해진다.

독맥(督脈)은 회음에서 시작하여 인체의 뒤쪽 정중앙선을 따라 상향(上向)하여 백회(百會 : 머리의 정상 중앙에 위치함)를 돌아 앞으로 내려와서 입천장에서 마치게 된다. 뇌척수 신경계와 관련되어 척추 속에 있는 척수를 따라 흐르므로 인체의 뒷부분에 해당하는 '뒷 면역'을 담당한다. 등의 척수신경은 장기와 근육을 연결하고, 자율신경에 전달하고 명령하는 등 많은 판단을 한다. '독(督)' 자는 '감독할 독'으로 감독할 때마다 움직이는 맥이라 해서 독맥이라 한다.

사람의 뇌는 대뇌와 척수신경으로 나뉘며 대뇌와 장은 척수

199

신경으로 연결되어 있다. 사람의 본성은 척수신경에 저장되고 감정이나 이성은 뇌의 변연계와 대뇌피질에 저장된다. 이에 따라 평소의 행동기억을 척수신경에 저장하기 때문에 대뇌와 상관없이 척수신경의 습관으로 생활한다. 그래서 척수신경이 뇌의 명령을 받지 않고 자율신경을 통해 인체 내부의 장부들을 조절한다.

이런 독맥의 척수신경은 양의 성질을 가진 스트레스와 관련이 깊어서, 인체가 스트레스를 받으면 주로 독맥을 따라 흐르는 교감신경이 항진된다.

따라서 스트레스는 척수신경이 있는 등으로 들어온다고 볼 수 있는데, 스트레스를 받으면 등의 근육이 가장 먼저 굳으며 신경도 뭉친다. 당연히 양적인 체질을 가진 사람들이 이런 증세를 자주 느낄 것이다. 항생제와 소독 기술이 발달하지 못했던 옛날에는 스트레스에 의해 '등창'이 생겨서 운명을 달리한 사람들이 꽤 많았다. 약국에서도 스트레스를 많이 받은 사람들이 '등에 근육이 뭉쳤다, 등에 담이 들었다'며 근육 이완제나 파스 같은 제품을 찾는 것을 자주 볼 수 있다.

스트레스를 받는다는 것은 심리적인 것도 있지만 수면 부족이나 피로 누적에 의한 신체 기능의 저하도 있다. 이러한 스트레스가 지속되면 몸에서는 항스트레스 호르몬인 '코르티솔'이 지나치게 분비되므로 혈압을 높이고 림프구를 감소시켜 뒷 면역을 약화시킨다. 또한 코르티솔은 혈당을 높이므로 인슐린과 길항한다.

독맥면역 = 뒷 면역 = 교감신경 면역 = 척수신경 면역

독맥면역을 건강하게 지키기 위해서는 먼저 등 근육을 유연하게 지키는 것이 우선이다. 근육은 신경이기 때문이다. 긴장했을 때 누군가가 등을 쓰다듬어 주고 토닥거려 주면 마음이 편해지고 위로가 되면서 등 근육이 이완되는 것을 느낄 수 있다. 스트레스로 인해 뭉쳐 있던 근육들이 풀리면서 등이 펴져야 척수신경이 살아난다. 척수신경이 살아나서 면역체계의 균형이 돌아오기까지는 많은 시간이 필요하다. 우리 몸의 세포 중에서 백혈구 세포는 6~7일 주기로 바뀌고, 적혈구 세포는 약 4개월마다 교체되지만 뇌나 척수가 새 세포로 교체되는 데는 12개월 이상이 걸리기 때문이다.

이상으로 볼 때, 독맥의 흐름이 약해지면 주로 혈압, 당뇨, 고지혈증 등의 성인병과 두통, 척추질환, 자가면역질환 등이 올 수 있다.

뭉친 등 근육을 풀어주는 몇 가지 방법

① 등 구르기

척추 마디마디가 자극되도록 척추를 느끼며 굴려준다. 1일 2
회, 회당 20~50회 체력에 맞게 한다.

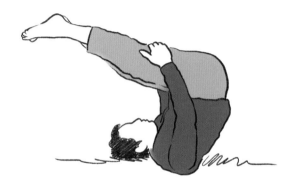

② 따뜻한 물로 등 샤워하기

등을 따뜻하게 하면 교감신경이 안정된다. 피로가 누적되거
나 스트레스를 많이 받은 후에는 샤워기를 틀어 놓고 따뜻한 물
이 등으로 흘러 내리게 하는 것만으로도 마음이 편안해지고 근육
이 이완되는 것을 느낄 수 있다.

③ 등 만져주기 및 마사지

신경과학의 시선으로 볼 때, 인간은 서로 쓰다듬고 부둥켜안는 정서적 접촉으로 치유와 안녕을 얻도록 설계되었다. 사랑하는 마음으로 등을 만져주면 근육과 함께 마음도 풀린다.

④ 등 스트레칭

등이 펴지고 이완되는 운동을 매일 규칙적으로 한다. 허리 스트레칭 기구 위에 누워있어도 좋다.

⑤ 등에 냉수마찰

우리 몸은 찬 곳에 있으면 몸의 보일러인 미토콘드리아의 수가 늘어나 체온을 올리고 에너지 대사를 돕는다. 평상시에 등에 냉수마찰을 자주 하면 갈색지방이 늘어난다. 갈색지방에는 많은 보일러(미토콘드리아)가 있으므로 스트레스에 대비한 최적의 상태로 등 근육을 바꿀 수 있다.

⑥ 요가, 명상, 숲속 거닐기 등 정적인 운동이나 마음 풀기

⑦ 비타민 D, 마그네슘, 테아닌 등과 같은 영양소의 복용

정리해보면, 임맥은 부교감신경의 지배를 받으며 인체 앞부분의 면역을 담당하고, 음기(陰氣)를 가지고 밤에 흐른다. 이에 반해 독맥은 교감신경의 지배를 받으며 뒷부분의 면역을 담당하고, 양기(陽氣)를 가지고 낮에 흐른다. 따라서 면역 질환 이상의 출발점인 '자율신경실조'는 임맥과 독맥의 균형이 무너진 것이며

앞 면역과 뒷 면역의 부조화이다. 이는 각각 인체의 앞부분과 뒷부분에서 가장 신경이 많이 몰려 있고 접근하기 쉬운 장과 등을 다스림으로써 치료에 다가갈 수 있다. 실제로 필자도 약국에서 급성·만성 장염 환자들에게서 등이 뻐근하다거나 뻣뻣하다는 호소를 자주 듣는다.

자율신경실조증은 어떻게 보면 마음의 병이기 때문에 심리적 요인에 따라 치료가 어려운 병이 될 수 있다. 따라서 이를 개선하려면 편안한 마음을 가지고 자신의 몸과 마음을 꾸준히 살펴야 한다. 특히 자율신경실조에 의해 한번 고장난 장 신경들은 어느 정도 좋아졌다가도 스트레스, 먹는 음식, 장내 환경에 따라 바로 병증을 나타내므로 항상 주의해야 한다. 어쩌면 평생을 관리해야 할 수도 있다.

필자는 스트레스가 많은 환자에게 '미강'을 자주 추천한다. 미강은 현미를 백미로 만들 때 나오는 부산물로 쌀눈과 쌀겨를 합쳐서 부르는 말이다. 요즘은 미강이 분말과 차의 형태로도 판매되고 있어서 복용하기 편하다. 미강에는 영양소와 식이섬유도 풍부하지만 천연 GABA와 감마오리자놀이 들어있다. 이 성분들은 신경을 안정시키고 자율신경을 조절해 주는 천연의 뇌 영양제이다.

고지혈증약,
반드시 복용해야 할까

      약국을 방문하는 만성질환자의 처방 중 최근 가장 눈에 띄게 늘어난 것이 바로 고지혈증이다. 의약분업 초기와 비교해 볼 때 다른 만성질환인 고혈압이나 당뇨병에 비해 그 증가율이 빠르게 높아지고 있음을 굳이 통계를 보지 않더라도 알 수 있을 정도이다. 그 이유로는 현대의 넘쳐나는 고열량 음식과 그에 비해 부족한 운동량 등 잘못된 생활습관뿐만 아니라 건강에 대한 관심이 높아져 병원 검사횟수가 늘어났다는 점, 길어진 평균수명, 심혈관 질환에 대한 지나친 우려, 스트레스 등이 있다. 하지만 지속적으로 늘어나는 고지혈증 환자 수만큼 그 약의 부작용에 대해서도 이제는 생각해 보아야 할 때이다.

필자의 약국에 자주오시는 70대의 약간 비만한 남성분이 계셨다. 언젠가부터 자주 어지러움을 호소하셨는데, 본인의 판단으로 우황청심환과 혈액순환제 등을 수개월간 복용해 보시더니 급기야는 병원에서 MRI를 찍고 종합검사도 받으셨다. 그래도 원인을 알 수 없자 필자에게 상담을 청하였는데, 복용하는 약을 모두 검토해보니 수년째 고지혈증약을 복용하고 있었다. 이에 담당의사와 상의해서 끊어보기를 권하였고, 이후 신기하게도 그 어지러움증이 없어졌다고 알려주셨다. 지금은 혈관건강을 위해 운동도 열심히 하고 고혈압과 당뇨병 조절에 신경을 많이 쓰고 있다며 가끔 약국을 방문하신다.

요즘은 비교적 마른 체격의 노인분들도 고지혈증이라며 지방질이 많은 음식을 절제하는 경우를 자주 대한다. 그러나 고지혈증은 사실 음식이 절대적인 원인이 아니다. 우리가 흔히 알고 있는 '콜레스테롤이 함유된 지방 섭취가 건강에 해롭다'라는 무조건적인 인식은 잘못된 상식이다.

지방은 우리가 생명을 유지하는 데 필요한 기본 3대 영양소 중 하나이며, 체내에서 콜레스테롤과 중성지방의 형태로 존재한다. 콜레스테롤은 우리 몸을 이루는 기본 단위인 세포막과 신경세포의 수초를 구성하는 주성분이며, 성호르몬과 스테로이드 호르몬, 담즙산을 만드는 원료가 된다. 특히 뇌 구성성분의 90%를 차지하므로 그 중요성은 말할 필요가 없다. 또한 세균 독소를 중화시키고 염증으로 손상된 부위를 고치는 데에도 없어서는 안 될 물질이므로 콜레스테롤이 없으면 사람의 생명이 유지될 수도 없는 것이다.

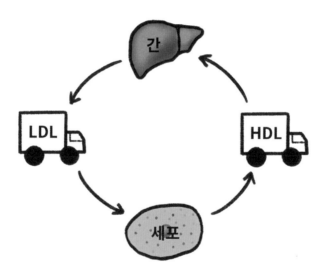

중성지방 역시 우리가 살아가는 데 필요한 에너지를 만드는 중요한 구성성분이다. 우리 몸의 곳곳에 존재하며 칼로리 섭취가 부족해질 경우 에너지원으로 분해되어 사용된다. 음식물로부터 흡수되거나 이로부터 공급되는 당질과 지방산을 재료로 해서 간장에서 생성된다. 그러나 몸의 구성성분이 아니기 때문에 많으면 축적되어 비만의 주범이 될 수 있다.

　이렇듯 콜레스테롤과 중성지방은 우리 몸에서 각자 중요한 역할을 담당하고 있지만, 넘치는 콜레스테롤과 중성지방이 문제가 되어 동맥경화를 일으키고 점차적으로 혈관 내벽에 부착되어 혈관을 좁게 만든다. 동맥경화는 관상동맥에서는 협심증, 심근 경색증으로, 대동맥에서는 뇌로 가는 혈관이 좁아져 생기는 뇌경색증으로, 말초동맥에서는 사지로 가는 혈관이 좁아지는 말초혈관 질환 등으로 나타날 수 있다. 이런 이유에서 현대 의학에서는 콜레스테롤 수치가 아주 조금만 높아져도 이를 예방하기 위한 차원에서 고지혈증약을 복용하도록 권장한다. 심지어 면역이 약하고 신경염이나 뇌 질환이 발생하기 쉬운 노인들에게조차 콜레스테롤 수치가 정상임에도 불구하고 심혈관질환 예방을 위해 고지혈증약을 처방하고 있다.

　그렇다면 동양의학적 관점에서 고지혈증이 생기는 원인은 무엇일까? 주원인은 당뇨병과 마찬가지로 '혈열(血熱)'이다. 혈액에 열이 생기면 혈관이 확장되고 혈류량이 증가해 혈관에 압력이 높아진다. 이로 인해 여기저기에 염증과 상처, 출혈이 생기며 심할 경우 뇌혈관 쪽으로도 출혈이 생길 수 있다. 이때 혈관 벽에 생긴 상처와 염증을 치료하기 위해 콜레스테롤이 해당 부위에 모이게 되는데, 혈액에서는 비정상적으로 증가된 콜레스테롤 수치로 나타나게 된다. 원래 콜레스테롤은 세포벽을 구성하는 성분이기 때문에 혈관 벽에 상처가 많이 생길수록 집중적으로 상처를 치료한다.

이러한 혈열의 발생원인은 고열량 음식이나 생활습관 등 여러 가지가 있지만 가장 큰 원인이 바로 '스트레스'이다. 스트레스는 오행에서 화(火)에 속하는 심장과 혈관에 직접적으로 열을 발생시킨다. 심장은 장부 중에서 가장 내부 온도가 높은 장부이지만 쉽게 열이 생긴다. 이것은 마른 체형의 사람들에게서 고콜레스테롤혈증이 생기는 이유가 된다.

이처럼 동양의학적 관점에서는 '콜레스테롤'에 대해 다른 차원의 해석을 할 수 있다. 따라서 단순히 수치를 낮추고자 하는 관점에서의 고지혈증약의 지속적인 복용은 우리 몸에서 콜레스테롤이 부족하게 될 가능성을 높인다. 혈압약이 저혈압을 유발할 수 있고 당뇨약이 저혈당을 유발할 수 있듯이 고지혈증약도 '저콜레스테롤증'을 유발할 수 있는 것이다.

1994년 예일대학 심장내과 할란 크룸홀츠 박사(Dr. Harlan Krumholz)의 발표에 의하면 "노년에는 고지혈증으로 심장질환에 걸려 사망하기보다 저콜레스테롤증으로 사망하는 경우가 2배"라 하며, 그 이후로도 이를 뒷받침하는 연구결과들이 계속 나오고 있다. 이를 바탕으로 콜레스테롤 저해제의 복용으로 인한 저콜레스테롤증의 증상은 다음과 같다.

• 뇌를 이루는 구성성분의 90%가 콜레스테롤이므로 이의 합성이 저하되면 피로, 어지러움, 기억력 감퇴, 건망증, 치매, 알츠하이머, 파킨슨 질환, 우울증 등의 뇌기능 장애가 생긴다.

• 콜레스테롤 저해제가 심장의 영양소이자 항산화제인 코엔자임 Q10의 합성을 방해하여 심장마비의 원인이 된다.

• 세포막과 근육의 막, 신경막을 형성하는 것이 콜레스테롤이므로 이 부분이 파괴되어 근육통, 신경통, 손발 저림 등이 생긴다.

• 담즙산의 생성 저하로 소화 장애 및 피로가 생긴다.

• 콜레스테롤은 호르몬을 만드는 원료가 되므로 호르몬 불균형을 유발하여 여성은 생리불순, 남성은 성욕의 감퇴와 발기부전이 생길 수 있다.

• 부신호르몬의 생성 저하로 저항력이 떨어지고 염증을 이겨내는 면역력이 저하된다.

• 콜레스테롤은 간장에서 합성되므로 합성하지 못하도록 막는 것은 간장의 기능에 장애를 일으킨다.

콜레스테롤은 85%가 간장에서 합성되고 15%만 음식으로 충당되기 때문에 콜레스테롤이 많은 음식을 먹으면 그만큼 간장에서는 덜 합성하므로, 전체적인 우리 몸 안의 콜레스테롤 수치는 평형을 이룬다. 콜레스테롤이 많이 함유된 음식은 단지 고지혈증에 약간의 기여를 할 뿐이다. 하지만 과식은 다르다. 과식을 하면 대사가 저하되고 과잉의 칼로리는 중성지방으로 바뀌어 지방세포에 저장된다. 지방세포는 유연성이 좋아 자신의 몸을 원래 크기보다 몇 배나 부풀려 중성지방을 쌓아둘 수 있다. 과식과 폭식은 인슐린 저항성을 일으키고, 넘쳐나는 인슐린은 지방 축적을 촉진시키는 악순환을 가져온다. 결과적으로, 고지혈증의 가장 큰 원인은 몸에 쌓이는 피로와 스트레스이며, 여기에 과식과 운동 부족 등이 추가 원인이 될 수 있다.

우리 몸에서 콜레스테롤 수치가 높아진다면, 높아지는 원인이 있을 것이고 높아진 결과가 건강에 이상을 가져온다면 이를 낮출 필요가 있다. 그러나 원인을 찾지 않고 단순히 약을 복용하여 콜레스테롤 수치를 낮추기만 한다면 오히려 많은 부작용을 초래할 수 있다. 늘 그렇듯 병이 생기는 근본적인 원인을 찾는 것이 건강을 올바르게 지키는 길이라고 할 수 있겠다.

고혈압 치료제에 대한
오해와 진실

혈압은 우리 몸의 심혈관계의 건강상태를 나타내는 매우 중요한 지표이다. 체크해보면 알겠지만, 하루 동안에도 수시로 변화하며 일정하게 유지되지 않는다. 밤과 낮에 따라 다르고, 내부 호르몬의 흐름과 외부환경의 변화에 따라 수시로 변하면서 혈액 순환을 적절히 유지시키는 원동력이 된다. 따라서 스트레스나 피로, 과격한 운동, 감기, 성생활 등에 의해 일시적으로 혈압은 오를 수 있지만, 만성적인 고혈압은 유전적 성향, 혈관의 노화, 비만, 잘못된 식습관, 흡연, 음주, 운동 부족 등에 의해 발병하여 여러 심혈관계 질환의 위험인자가 된다.

현 의학계에서는 고혈압 발병의 가장 큰 원인으로 나트륨 과다섭취와 서구화된 식단, 운동 부족, 스트레스 등에 의해 생기는 내장지방형 비만을 꼽는다. 증가된 내장지방으로 인해 인슐린의 감수성이 저하되면 췌장은 반동적으로 많은 양의 인슐린을 분비하게 되는데, 이는 교감신경을 자극하고 신장에서의 염분 배설을 방해하여 혈압을 높인다. 또한 비대화된 내장지방세포에서는 혈압 상승물질인 안지오텐시노겐을 분비한다.

　동양의학에서는 고혈압을 질환이 아니라 인체의 변화에 따른 하나의 증세로 본다. 따라서 평소에는 정상이었다가 갑자기 혈압이 높아졌다면 원인을 찾아보는 것이 먼저다. 원인을 찾아 혈압을 낮추려는 노력을 해보고 그래도 고혈압이 지속된다면 그때 혈압약을 복용해도 늦지 않다.

　오행론으로 보면, 목생화(木生火)와 수극화(水剋火)의 원리에 따라 심장(火)을 도와주고 조절하는 장기가 간장(木)과 신장(水)이다. 간장은 1분에 1.6L의 혈액을 저장하고 있으면서 동시에 혈액을 순환시키는 장기이고, 신장은 심장의 반대편에서 전신 순환을 도와준다. 따라서 간장과 신장의 기능이 약해지면 심장에 부담을 주고 전신 순환에 이상을 초래하는데, 이는 혈액의 압력 변화로 나타나고 고혈압의 주원인이 되는 것이다.

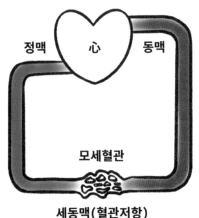

정맥　心　동맥

모세혈관

세동맥(혈관저항)

고혈압이 지속되면 주요 혈관에 손상이 일어나고 딱딱해져서 협심증, 심근경색, 뇌경색, 뇌출혈, 신장손상, 망막증, 골밀도 저하 등과 같은 심각한 합병증에 이를 수 있으므로 고혈압약을 복용하게 된다. 요즘은 수축기 혈압이 140mmHg 이상이거나 이완기 혈압이 90mmHg 이상일 때를 고혈압으로 보지만, 환자의 건강상태에 따라 약간의 차이를 두기도 한다. 대표적인 고혈압의 증세는 다음과 같다.

① 가슴 통증

심장의 관상동맥과 주위 혈관에 압력이 높아지면 심장에 무리가 가서 통증으로 나타난다. 이 증세를 방치할 경우 심부전이나 협심증, 심근경색증으로 나아갈 수 있다.

② 두통

뇌혈관 내부의 압력이 높아져 뒷골이 당기거나 주로 후(後)두통이 발생한다. 이 증세를 방치할 경우 뇌경색이나 뇌출혈의 위험이 있다.

③ 소변의 변화

신장 사구체에도 이상이 진행되어 혈뇨, 단백뇨가 발생하거나 소변량 감소, 부종이 유발될 수 있다.

이러한 증상은 몸의 이상 신호이므로 혈압약을 복용해야 한다. 그렇지만 혈압약이 모든 문제를 완전히 해결하지는 못한다. 고혈압약에 의한 효과는 대증요법(symptomatic treatment)이어서 근본 원인을 해결하는 것이 아니기 때문이다. 즉, 고혈압약은 복용하다가 중단하면 하루 이틀 새 혈압이 다시 올라가기에 대부분 평생 동안 복용하게 된다. 더군다나 약을 장기적으로 복용하게 되면 내성이 생겨서 용량을 점차 늘려야 하고 이에 따른 부작용에 노출될 우려도 크다. 모든 질병이 그렇지만, 치료를 위한 근본적인 노력 없이 대증요법에만 의지하다 보면 결국 '우리 몸이 스스로 치유하고자 하는 능력'을 잃어버리게 되어 오히려 합병증을 유발하는 원인이 될 수 있다. 이는 항고혈압제의 복용 시작점을 신중하게 판단해야 한다는 뜻이다.

혈압약을 복용해서 혈압을 강제로 내리면 심박출량(심장에서 내보내는 혈액량의 변화)이 적어지고, 혈관저항이 약해지며 인체에서는 또 다른 문제가 생길 수 있다. 즉, 심장의 근력이 약해지고 과도한 혈압의 저하, 느린 맥박, 전신의 순환장애, 전해질 이상 등이 생겨서 다음과 같은 합병증으로 이어질 수 있다.

• 뇌에 산소와 영양소의 부족을 일으켜 두통, 어지러움, 심한 경우 실신하거나 장기적으로는 치매의 원인이 되기도 한다.
• 심장 근육의 약화로 전신의 혈액 순환 장애가 생기고 이에 따른 현기증, 피로감, 손발 저림, 기립성 저혈압, 두통, 빈맥, 부정맥, 심부전, 협심증, 불안, 불면 등이 생길 수 있다.
• 혈액 순환부전으로 혈액에 노폐물이 쌓여서 동맥경화, 고지혈증, 심근경색, 뇌졸중 등이 생길 수 있다.
• 혈액 순환의 압력을 조절하는 신장의 기능이 떨어지거나 영양결핍이 생겨서 신장애, 신부전, 성욕감퇴 등이 올 수 있다.
• 하부식도괄약근의 힘을 약화시켜 역류성 식도염이 발생할 수 있다.
• 뇌졸중 환자 중 뇌출혈은 줄이지만 뇌경색 환자가 늘어나는 원인이 되기도 한다.
• 관절염 : 순환장애로 인해 관절조직에 영양 결핍이 생기게도 하지만 간장애가 오는데 인체에서는 이때 간장을 보호하기 위해 황을 우선 가져가 쓰므로 연골과 인대의 연결 조직에 필요한 황

이 부족해진다. 관절염 치료 식품으로 식이 유황이 함유된 MSM 제제의 사용이 늘어나는 이유 중의 하나이다.

평생 '고혈압으로 인한 자각 증상' 없이 살다가 어느 날 건강 검진에서 혈압이 기준치 이상이라는 진단을 받고 고혈압약을 복용하기 시작한 후 부작용을 호소하는 환자들을 가끔 만난다. 여기에서 '혈압 측정 결과가 정상범위를 넘는다 하더라도 고혈압으로 인한 증세를 몸에서 느끼지 못한다면 고혈압 환자라고 볼 수 있을까?' 하는 의문이 생긴다. 오히려 저혈압 환자가 정상수치의 혈압이 되었을 때 고혈압 증세를 느끼는 경우는 많이 있다.

원래 '혈압이 높아지는 것'은 우리 몸의 항상성을 유지하기 위한 인체의 자구(自救)적인 하나의 기전이다. 혈압을 올릴 이유가 생겼기 때문에 인체는 스스로 혈압을 올리는 것이다. 혈액순환장애로 뇌조직과 인체조직에 영양실조가 오면 우리 인체는 혈압을 올려 인체조직에 순환을 정상화하려는 반응을 한다. 이때 고혈압이 일시적으로 올 수 있으므로 고혈압 초기에 무조건적으로 혈압강하제를 복용하는 것에는 신중을 기해야 한다. 이런 인체의 변화는 원인이 해결되고 나면 원래의 상태로 복귀하게 되기 때문이다.

필자의 어머니도 오래전부터 혈압약을 복용해오고 계신다. 어느 날 어머니께서 "TV를 보다 보니 고혈압에 복용하면 도움이 되는 좋은 것들이 많더라" 하시며 연락이 왔다. "평소에 권해드릴 땐 무시하시더니…"라고 불평은 했지만 내심 반가운 마음으로 오메가 3와 혈액순환제 등 혈관계와 관련된 영양제들을 위주로 챙겨 보내드렸다. 그렇게 한 지 3년 정도가 지난 지금은 평소 드시던 혈압약의 용량도 줄고, 주기적으로 병원에 다니시며 혈압관리를 잘하고 계신다.

결과적으로, 혈압 수치는 참고 자료일 뿐 절대적으로 고혈압약 복용 여부를 결정하는 지표가 될 수는 없다. 고혈압의 근본원인은 간장과 신장의 기능 저하, 혈관의 이상, 순환장애에 있다. 다만, 만성적인 고혈압일 경우 뇌경색과 뇌출혈 등의 위험한 합병증을 유발할 수 있으므로, 혈압약을 복용하며 꾸준히 생활 습관을 개선하고 운동과 바른 식생활을 병행하면서 고혈압에 이른 원인을 찾아보고 개선해 나가는 것이 진정한 치료법이라 할 수 있다.

당뇨병의
효과적인 치료법

　　　조선의 4대 왕이었던 세종대왕은 한글 창제 외에도 훌륭한 업적을 많이 쌓아 현대에도 존경받는 인물이다. 하지만 초인적인 연구와 정사를 해나가다 보니 막상 건강을 챙기지 못했는데, 운동 부족과 고기 위주의 식습관으로 인해 몸이 불었고 당뇨 합병증으로 인해 나중에는 거의 실명상태였다고 알려진다. 『조선왕조실록』에 의하면 '소갈(消渴)증이 생겨 하루에 마시는 물만 몇 동이가 될 정도'였다고 한다.

　　　『동의보감』에는 살찐 사람이 즐겨 먹는 기름진 음식이 양기의 발산을 막아 몸 안에 열이 쌓여서 소갈병이 된다고 되어 있다. 또한 소갈병에 걸린 사람은 음식을 자주 먹고, 갈증이 나며, 오줌을 자주 누는 증상을 보이고, 환자의 오줌이 단 것은 음식이 소화되지 못하고 그대로 오줌으로 빠져나가기 때문이라고 되어있다. 이것은 현대의 전형적인 당뇨병 증세이다.

'당뇨(糖尿)'라는 한자를 풀이하면 '오줌이 달다'는 뜻이다. 오줌으로 배설되어서는 안 되는 당이 빠져나가기 때문인데, 그 이유는 몸에 영양분이 차고 넘치기 때문이다. 영양분이 넘쳐나면 우리 몸은 스스로 영양분을 버리기 시작한다. 이때 몸에서 만드는 시스템이 '인슐린 저항'이고, 인슐린 저항이 생기면 우리 몸의 인슐린에 대한 반응이 감소하기 때문에 혈관 내의 당을 세포로 전달하지 못하는 사태가 일어난다. 이것이 일반적인 제2형 당뇨병의 시작이다. 제2형 당뇨병은 전체 당뇨병 환자의 약 90%를 차지하며, 한 번 당뇨가 생기면 강제로 혈당을 떨어뜨리는 데 초점이 맞춰져 있는 인슐린이나 기존의 당뇨약으로는 완치가 어려우므로 평생 약을 복용하며 '관리'해야 하는 상황에 이른다.

인슐린은 세포가 당을 에너지로 사용하거나 저장하도록 도와주는 유일한 호르몬으로 혈액 속의 포도당을 일정하게 유지시킨다. 그러나 세포들이 인슐린에 둔감해지고 인슐린이 자기의 역할을 제대로 못하게 되면, 인체는 인슐린이 부족한 거라 인식하여 췌장에서 인슐린 분비를 늘리므로 점점 혈관 속에 인슐린의 양만 늘어가게 된다. 인슐린의 양을 늘려야 하는 췌장세포는 점점 피곤해지고, 고혈당이 지속되면 만성염증으로 인해 췌장이 망가지는 악순환이 생기기도 한다.

결국, 인슐린의 작용 부족으로 '고혈당 상태'가 계속되면 당이 소변으로 배출되면서 수분도 같이 빠져나가 소변량이 많아진다. 이처럼 포도당과 수분이 빠져나가면 몸에서는 포도당과 수분을 보충하기 위해 허기와 갈증이 일어나며 모든 장기가 초비상 상태가 된다. 더군다나 모세혈관 구석구석으로 피가 잘 돌지 못하니 혈관이 많이 분포된 망막, 신장, 심장, 뇌 등 중요 장기들이 남아날 리 없고, 당연히 합병증이 생긴다.

이러한 심각한 상태를 막기 위해 병원에서는 혈당강하제와 인슐린 주사를 처방하는데, 문제는 이러한 노력에도 불구하고 환자의 28~44%만이 혈당 조절에 성공하고 있다는 것이다. 이것은 근본적으로 췌장이 건강해지지 않은 상태에서 약과 주사에만 의존해 혈당을 조절하는 것이므로 더욱더 한계가 있다.

당뇨병의 근본적인 치료에 접근하려면 병이 생기게 되는 원인, 환자의 생활습관, 영양 상태, 직업과 생활환경 등을 면밀하게 살펴야 하지만 현실적으로는 힘든 얘기다. 때문에 혈당이 조절되지 않으면 무조건 혈당을 내리려는 관점에서 약의 용량을 늘리거나 인슐린을 사용하게 되는데, 이때 당뇨약의 가장 위험한 부작용인 '저혈당' 문제가 생긴다.

특히, 당화혈색소는 정상이면서 새벽혈당(아침공복혈당)만

높게 나오는 환자들은 잦은 저혈당 증세가 나타나 당뇨약으로만 혈당을 조절하기가 더욱 어렵다. 이 경우는 당뇨 수치의 변화가 췌장에서 오는 것이 아니라 간장에서부터 출발하기 때문이다.

간장은 밤에 자는 동안 간기(肝氣)를 축적하는데, 스트레스를 많이 받으면 이러한 축적작용이 이루어지지 않아 간장의 정상적인 대사활동이 떨어진다. 당 역시 간장에서 글리코겐의 형태로 저장되어야 하나 밤에 축적작용이 이루어지지 않으면 반대로 글리코겐이 당으로 배출되어 새벽혈당이 높아지는 것이다. 이렇게 새벽에 일시적으로 높아진 당을 내리기 위해 당뇨약을 복용하면 오후에는 당연히 저혈당 증세가 생긴다. 이런 환자는 스트레스를 줄여주고 간장의 기능만 도와줘도 새벽혈당을 조절할 수 있다.

우리 몸의 혈당은 하루에도 수십 번씩 오르내리기 때문에 당뇨약 복용 중에도 수시로 저혈당이 올 수 있다. 특히 인슐린과 당뇨약의 투약량 조절실패, 식사를 잘 못 했을 경우, 스트레스, 과도한 운동, 과로 등으로 포도당의 사용량이 늘어나면 사태는 심각해진다. 당뇨약 복용 중에 저혈당이 오면, 우리 몸은 위급한 상태가 되므로 혈당을 올리기 위해 교감신경의 작용이 극대화되고 글루카곤, 코르티솔, 아드레날린, 성장호르몬 등과 같은 항인슐린 호르몬들의 분비량이 급속히 늘어난다. 그러면 다시 혈당의 급격한 반등이 생기게 되므로, 결국 고혈당과 저혈당이 급격한 롤러코스터를 타게 된다. 즉, 혈당강하제, 인슐린의 투약 → 인슐린 과

작용 → 저혈당 발생 → 저혈당 반동 현상(교감신경 작용) → 항인슐린 호르몬 다량 분비 → 혈당 급상승 → 부교감신경 작용 → 인슐린 분비량(요구량) 증가의 상태가 반복되는 것이다.

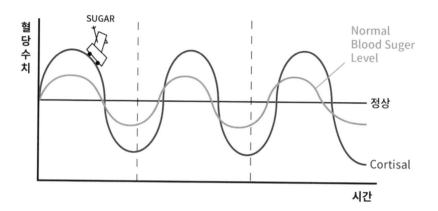

이러한 악순환이 계속되면 인슐린과 항인슐린 호르몬 사이의 균형, 즉 교감신경(에너지 소비)과 부교감신경(에너지 축적, 인슐린 분비 촉진) 사이의 균형이 무너져 유기적 생명체가 갖는 자가치유능력인 '항상성'이 깨지는 상태에 이르게 된다.

결과적으로, 인슐린 저항성이 생기기 시작하면 혈관 내 인슐린 양이 점차 늘어나기 때문에, 인슐린 분비를 촉진하는 약을 복용하거나 인슐린 주사로 인슐린의 양을 높이는 것은 오히려 당뇨병을 악화시키는 원인이 된다. 혈중 인슐린 농도가 늘어나면서 인슐린 저항성이 점점 커지고, 이는 항인슐린 호르몬의 과다 분비로 이어지면서 결국 호르몬 균형이 깨지는 것이다.

따라서 당뇨병의 치료는 혈관 내 혈당을 낮추는 것이 아니라 인슐린 농도를 낮게 유지하는 데에 있다. 이는 인슐린 저항성과 항인슐린 호르몬을 낮추는 것이기도 하다.

전통의학에서 보는 소갈병은 인체 내에 조(燥), 열(熱), 화(火) 등의 나쁜 기운에 의해 열기가 생겨 몸 안의 체액이 소모되고 장기가 손상되는 병이다. 처음에는 살이 찌는 듯하나 점차 살이 빠지고 몸이 여위게 된다. 열기가 생긴다는 것은 '혈열(血熱)'이다. 설탕물을 끓이면 끓일수록 끈적끈적해지듯이 혈열이 심해지면 혈액도 끈적거린다. 끈적거리는 혈액은 온몸을 돌면서 각종 물질을 운반하는 혈액으로서의 역할을 할 수가 없게 되고, 이것은 인슐린 저항성과 같은 의미이다. 결과적으로 세포에서 인슐린 수용체를 무디게 만든다.

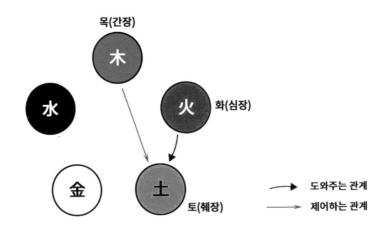

224

이런 혈열은 오행론의 목극토(木剋土)와 화생토(火生土)의 원리에 따라 간장과 심장에서 발생하여 췌장을 약화시킨다. 즉, 간화(肝火)에서 생긴 간장열이 췌장을 약하게 하고, 심화(心火)에 의해 심장이 약해지면 그 기운을 췌장에 전달하지 못해 췌장이 약해지게 된다.

혈열과 인슐린저항성이 생기는 원인을 살펴보면 다음과 같다.

① 스트레스

정신적, 육체적 스트레스(불면-인슐린의 민감도 33% 감소), 피로

② 음식

• 당질의 과다 섭취

• 백미 섭취

• 튀기거나 기름진 음식, 가공식품 등 특히 조(燥)하고 열량이 많은 음식의 섭취

• 밀가루 음식

• 과식, 야식

• 화식(火食), 인스턴트 식품, 냉동식품 등 효소가 파괴된 음식의 섭취

③ 방탕하고 쾌락적인 생활습관

④ 운동 부족

결론적으로, 당뇨는 혈열에 의해 세포에서 인슐린 수용체가 망가져 인슐린 저항성이 생기고 췌장의 기능이 약해진 것이므로 혈열을 내리는 노력이 필요한 것이다.

그러나 많은 당뇨병 환자들이 근본적인 치료법에 접근하지 못하는 현실을 안타깝게 생각하며 필자는 다음의 4가지 습관을 지속적으로 실천해 보기를 추천하고 싶다. 물론 필자의 약국에 방문하는 당뇨 환자들에게도 적극적으로 추천해 실제 효과를 보고 있는 방법들이다.

① 물 많이 마시기 (하루 2L의 물을 마셔야 하는 이유 참조)

갈증은 소갈병의 자구적인 증세이므로 몸에서 원하는 이상으로 물을 많이 마셔서 혈열을 내리고 끈적거리는 혈액을 정화해야 한다.

② 소식(小食), 천천히 식사하기

소식을 하면 혈중의 포도당이 줄어들어 혈관 내 인슐린 양이 감소한다. 또한 당뇨는 소화기관이 고장난 것이므로 천천히 먹는 식사습관을 만들어 소화기관에 부담을 줄여줘야 한다. 주위의 당뇨 환자들을 보면 영양 부족 때문인지 대부분 급하게 식사하는 모습을 볼 수 있다.

③ 일주일에 2~3회 공복 유지하기

인간에게 휴식이 필요한 것처럼 내장기관에도 충분한 휴식이 필요한데, 공복 시간을 만들면 세포에서는 인슐린의 예민도가 높아지므로 혈당치가 내려가고 인슐린의 적절한 분비가 유지된다. 이에 대해 일본의 의학박사인 '아오키 아츠시'는 저서인『공복, 최고의 약』에서 16시간의 공복을 주장한다(건강한 장이 수명을 연장한다 참조).

④ 효소 복용

췌장은 음식물에 함유되지 않은 효소들을 생성하기 위해 끊임없이 노력한다. 췌장 효소는 소화뿐만 아니라 암세포의 세포벽을 녹이는 등 면역에 있어서도 중요한 효과가 연구되고 있다. 당뇨의 주원인이 췌장의 기능 저하이므로 췌장을 돕기 위한 효소의 복용은 필수이다.

고혈압, 당뇨병은 유전될까
사상체질 관점에서

"고혈압이나 당뇨도 유전되나요?"

약국에 근무하면서 많이 받는 질문 중의 하나가 각종 질환에 대한 유전 여부이다. 사상체질(四象體質)론으로 보면 대부분의 체질은 부모로부터 자녀에게 유전된다는 게 정설이다. 사상체질을 각 체질마다 양과 음이 강한 체질로 나누면 팔상체질이 되는데, 이때 각 체질에서 양과 음이 바뀐 체질은 유전될 수 있지만 고유의 사상체질은 바뀌지 않는다. 예를 들어, 열(熱) 태음인과 한(寒) 소양인 부모에게서는 열 태음인, 한 태음인, 열 소양인, 한 소양인의 자녀가 태어날 수 있다는 것이다.

따라서 부모가 성인병이나 비만에 취약한 체질이라면 자녀도 마찬가지일 수 있다. 인간은 태어날 때 체질에 따른 장부의 불균형으로 인해 각기 다른 성향의 성격을 가지게 되고, 각기 다른 질환에 걸리기 쉬운 몸을 가지게 된다. 그 사람의 체질이 그런 이유는 그 사람의 마음이 그 체질과 부합되기 때문이다. 하지만 필자의 관점으로는 체질에 맞지 않는 잘못된 섭생이나 생활습관, 그리고 체질마다 가진 항심(恒心, 늘 지니고 있는 마음)이 질환 발생에 큰 요인이라고 생각한다.

즉, 체질에 따라 약한 장부를 보강하는 섭생이 몸의 건강을 유지하는 방법임에도 불구하고 강한 장부를 지나치게 만드는 편식이나 잘못된 생활습관으로 몸의 균형이 깨지면 질환이 발생한다. 예를 들면, 소양인은 비장의 기능이 좋고 신장의 기능이 약한 체질이므로 신장에 좋은 음식 섭취와 생활습관을 갖는 것이 중요하다. 하지만 반대로 비장·위장의 기능을 올려주는 음식만 편중되게 섭취하고 신장을 혹사하는 생활습관을 갖는다면, 당연히 이로 인한 질환이 뒤따라올 수밖에 없다. 이것은 체질마다 취약한 장부가 있으므로 평소에 이를 극복하려는 노력을 해야 성인병, 비만뿐만 아니라 체질에 따라오기 쉬운 질환들을 이겨낼 수 있다는 뜻이다. 부모의 체질을 닮았다고 해서 반드시 질환까지 유전되는 것은 아니다. 단지 자신의 체질을 이해하지 못하고 그릇된 섭생과 생활습관을 가지면 부모와 같은 질환을 물려받을 수 있게 된다. 외형이나 성격은 닮지만 관련된 질환은 얼마든지 예방하고 극복할 수 있다.

'체질과 유전'의 관계를 이해하기 위해 음양체질분류법 중 사상의학에 따른 체질별 특징과 발생하기 쉬운 질환을 간략하게 살펴보고자 한다. 사상의학은 조선 후기에 동무 이제마 선생이 창시한 의학 이론으로, 체질에 따라 장부 대소가 다르고 그것으로 인해 외형, 생리, 병리, 약리가 다르다는 이론이다.

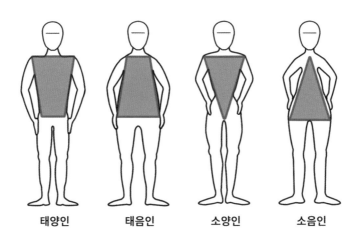

| 태양인 | 태음인 | 소양인 | 소음인 |

태양인(太陽人)

- 체질 : 폐장과 심장이 발달하고, 간장의 기능이 약한 체질이다.
- 발달 부위 : 폐장, 심장, 식도 부위, 두뇌, 혀, 귀, 피부, 모발

- 약한 부위 : 간장, 소장, 배꼽, 코, 쓸개, 허리, 척추, 근육
- 신체적 특징 : 가슴 윗부분이 발달해 목덜미가 굵고 실하며 머리가 크나 허리가 가늘고 하체가 약하다. 눈에 광채가 있고 깔끔한 인상에 살이 비후하지 않다. 이마는 넓고 광대뼈가 돌출되어 있다.
- 성격의 장점 : 창의력과 판단력이 좋으며 진취적이고 독립심이 강하다.
- 성격의 단점 : 계획성이 없고 독선적, 우월감이 있다. 일이 마음먹은 대로 잘 안 되면 남 탓을 하고 화를 내는 경향이 있다.
- 특징 : 지도력이 강하고, 사람을 어려워하지 않는 편이어서 쉽게 교류한다. 항심으로 급박지심(急迫之心)이 있어서 지나침과 조급성을 가지고 무리하는 경향이 있다.
- 잘 걸리는 병 : 간장 질환, 소화기 질환, 신경과민, 구토증, 근육 질환, 난임, 불임, 눈 질환, 가슴이 답답하거나 열이 오르는 상기증이 올 수 있다.
- 건강지표 : 건강하지 못하면 소변이 시원치 않아진다. 요통은 중병의 전조증이다.
- 좋은 음식 : 담백하고 서늘한 음식, 지방질이 적은 해물류, 채소는 감자, 고구마, 무 등의 뿌리채소보다는 푸른잎 채소가 좋다. 과일도 찬 성질의 포도, 키위, 앵두 등이 좋다. 밖으로 내보내는 기운이 강하므로 신맛의 음식(맛에도 기운이 있다 참조)이 좋다.

• 금기 음식 : 맵고 성질이 뜨거운 음식, 육류와 기름진 것, 밀가루 음식, 인스턴트식품을 피한다.

• 몸 관리 : 하체를 보강하고, 화를 내거나 슬퍼하는 감정부터 무리한 육체적 활동까지 지나친 것을 조심해야 한다.

태음인(太陰人)

• 체질 : 간장이 발달하고, 폐장과 심장의 기능이 약한 체질이다.

• 발달 부위 : 간장, 소장, 배꼽, 코, 쓸개, 허리, 척추, 근육

• 약한 부위 : 폐장, 심장, 식도 부위, 두뇌, 혀, 귀, 피부, 모발

• 신체적 특징 : 허리와 배가 발달하여 허리가 굵고, 상체보다는 하체가 더 충실하여 서 있는 자세가 굳건하다. 근골발육이 양호하고 특히 손발이 크다. 얼굴이 둥근 편이며 이목구비가 크고, 입술이 두터운 편이다.

• 성격의 장점 : 인내심, 책임감이 강하며 소신파, 현실적이다. 매사에 신중하며 언행이 듬직하고 활동적이다.

• 성격의 단점 : 겉으로 보기엔 점잖고 포용력이 있지만 내면으로는 의심, 욕심이 많다. 행동이 둔하게 보이기도 하고 게으르다. 가정을 중히 여기나 사회를 경시한다.

• 특징 : 점잖으며 대체로 공정한 듯 보이고 처세에 능하다. 의외

로 겉모습에 비해 겁이 있다. 이는 항심으로 경험하지 않은 것에 대한 두려움이나 일이 잘못되면 어떡하나 하는 미래에 대한 겁심(怯心)이다.

- 잘 걸리는 병 : 호흡기 질환, 이비인후과 질환, 피부과 질환, 고혈압, 심장병, 뇌졸중, 우울증, 비만, 손발 저림, 가슴 두근거림, 대장염, 치질, 변비, 각종 염증과 암(노폐물이 쌓여서 생김) 등이 많이 생긴다.

- 건강지표 : 땀이 잘 나면 건강하므로 운동을 규칙적으로 해서 땀을 내야 한다. 과로로 인한 설사는 급히 치료해야 한다. 식성이 좋아서 과체중이 많고, 에너지를 사용하기보다 저장하는 체질이므로 생활습관병에 특히 주의해야 한다.

- 좋은 음식 : 폐장의 기운을 보하는 따뜻한 음식과 매운맛 같은 발산하는 성질의 음식, 고지방보다 고단백질 음식이 좋다. 소고기, 현미, 밀, 율무, 무, 마늘, 파 등과 담백한 생선류, 견과류

- 금기 음식 : 식욕이 왕성하고 살이 찌는 체질이므로 과식, 고칼로리 음식, 지방식을 피한다. 돼지고기, 닭고기, 인스턴트식품, 설탕 등

- 몸 관리 : 저장능력은 뛰어난데 배출하는 능력은 떨어지므로 항상 움직이고 땀을 흘려 비만해지지 않도록 하며, 변비에 주의해야 한다.

소양인(少陽人)

- 체질 : 비·위장이 발달하고, 신장의 기능이 약한 체질이다.
- 발달 부위 : 비장, 위장, 가슴(유방), 눈, 등, 근막
- 약한 부위 : 신장, 대장, 생식기, 입, 방광, 뼈, 자궁
- 신체적 특징 : 상체발육이 양호하며 가슴이 넓으나 하체가 부실하며 다리가 가늘다. 머리가 앞뒤로 조금 나와 있고, 턱은 뾰족한 편이며 입술이 얇고 눈매가 날카롭다. 보행 시 안정감이 없다.
- 성격의 장점 : 적극적이고 책임감, 명예심이 강하다. 명쾌하며 판단력이 빠르다.
- 성격의 단점 : 직설적인 표현을 하고, 감정의 기복이 심하다. 일을 잘 벌이지만 마무리는 약하고 쉽게 체념하거나 단념한다.
- 특징 : 경망스럽고 경박한 언행이 때때로 보이며, 열성이 있는데 비해 결과가 약하다. 항심으로 구심(懼心)이 있는데, 이는 항상 밖의 일을 좋아하여 가정이나 자기 일은 등한히 하면서 오는 불안한 마음과, 일을 경솔하게 성급히 판단하고 행동하는 것에 대한 두려움이다.
- 잘 걸리는 병 : 비뇨생식기 질환, 당뇨, 고혈압, 요통이나 관절염, 수면장애, 감정장애, 역류성 식도염, 안구 건조증, 피부 발진 및 소양증, 탈모, 비만, 정력 부족, 소아는 소변을 늦게 가리는 편이다.

- 건강지표 : 대변이 잘 나오면 건강하고 불통이면 중병이다. 따라서 장에 열이 생겨 변비가 생기는 것을 주의해야 하며, 몸에 열이 많고 활동량도 많아서 피로를 쉽게 느낀다.
- 좋은 음식 : 열이 많은 체질이므로 싱싱하고 냉한 성질의 음식을 즐겨 먹어야 한다. 보리, 여름 과일, 돼지고기 등과 채소류, 해물류
- 금기 음식 : 뜨거운 성질의 음식과 맵거나 자극성 있는 음식을 피한다. 닭고기, 인삼, 꿀, 녹용, 고추, 생강, 마늘, 후추, 카레 등
- 몸 관리 : 체력이 약하지는 않으나 땀을 많이 흘릴 필요는 없다. 항상 밝고 명랑한 마음으로 성을 내지 말고, 걷기, 달리기 같은 하체 운동을 하는 것이 좋다.

소음인(少陰人)

- 체질 : 신장이 발달하고, 비·위장의 기능이 약한 체질이다.
- 발달 부위 : 신장, 대장, 생식기, 입, 방광, 뼈, 자궁
- 약한 부위 : 비장, 위장, 가슴(유방), 눈, 등, 근막
- 신체적 특징 : 상체보다 하체가 균형 있게 발달했고, 살과 근육이 비교적 적으나 골격은 굵은 편이나. 얼굴윤곽이 뚜렷한 편이고, 이목구비가 대체로 작고 오밀조밀 잘 어우러져 있다.

• 성격의 장점 : 몸가짐이 맵시가 있는 편이고, 침착하고 세심하며, 이해심이 있어서 사교적이다. 계획이 치밀하고 판단이 빠르다. 감성이 풍부하여 예술적 재질과 잔재주가 있다.

• 성격의 단점 : 소극적이고, 질투심이나 시기심이 많다. 남이 간섭하는 것을 싫어하고 이기적인 편이다.

• 특징 : 내성적이며 집에 있길 좋아하고 친숙한 교우를 좋아한다. 한 번 감정이 상하면 오래 풀리지 않는다. 항심으로 불안정지심(不安定之心)이 있는데, 별일이 아닌데도 조바심을 내고 일에 대해 이것이 좋을까 저것이 좋을까 하며 결정하지 못하는 늘 불안한 마음이다.

• 잘 걸리는 병 : 소화기 질환(소화 불량, 변비, 설사 등), 수족냉증, 어지럼증, 신경성 두통, 잦은 피로감, 우울감(생각이 많아서 생김), 차멀미, 기운 부족으로 오는 알레르기 질환, 저혈압 등이 많이 생긴다.

• 건강지표 : 건강하면 소화가 잘 되고 땀이 적게 난다. 대체로 영양이 부족하고, 손발이 냉하며 허약체질이다.

• 좋은 음식 : 소화가 잘 되는 따뜻한 성질의 음식을 즐겨 먹어야 하며 적은 양으로 자주 먹고 규칙적인 식사를 해야 한다. 찹쌀, 현미, 차조, 닭고기, 인삼 등 식욕을 돕기 위한 자극성, 방향성 있는 조미료가 좋다.

• 금기 음식 : 냉한 음식이나 날음식은 피해야 한다. 메밀, 보리,

녹두, 팥, 여름 과일, 청량음료, 돼지고기 등

• 몸 관리 : 늘 명랑하고 기쁜 마음으로 활동적으로 생활해야 하며, 지치기 쉬운 체질이므로 몸을 보하는 것을 위주로 생활해야 한다. 땀을 많이 흘리는 것은 좋지 않다.

얼굴에서 귀가 태양, 코는 태음, 눈은 소양, 입은 소음성이다. 따라서 태양인은 감각으로는 청력이 발달하고, 기능적으로 듣는 능력이 발달해 늘 세상의 일에 관심을 가지고 견문을 넓히려고 한다. 태음인은 후각이 발달하고, 의심이 많아 음식을 먹을 때도 냄새를 맡아 꼭 확인한다. 소양인은 시력이 발달하고, 보는 능력이 있어서 사람이나 환경을 한 번에 보고 빠른 판단을 한다. 궁금한 것이 많아 자꾸 이것저것 눈으로 보려고 한다. 소음인은 미각이 발달하고, 입이 발달해 사람들과 잘 사귀어 이야기를 잘하고 늘 칭찬하며 말을 논리적으로 잘한다.

귀와 코는 움직이지는 않지만 항상 열려 있듯이, 태양인과 태음인은 몸이 쉬더라도 머리로는 늘 일을 꾸민다. 반면에 눈과 입은 늘 움직이지만 잠을 자거나 쉴 때는 움직이지 않듯이, 소양인과 소음인은 늘 부지런히 일을 하지만 쉴 때는 모든 것을 잊고 푹 쉬면서 몸이나 머리조차 쓰지 않는다.

필자가 굳이 사상체질을 이 책에서 소개하는 이유는, 체질에 대한 유전적인 소견을 피력함도 있지만 "우리가 앓고 있는 질환

237

의 가장 큰 원인은 스트레스에 있다"고 생각하기 때문이다. 즉, 각 체질마다 마음속에 늘 존재하는 항심(恒心)이 스트레스의 주원인이 되기 때문에, 자신의 체질이 가진 항심을 이해하고 이겨낼 수 있다면 질환의 예방과 치료에 큰 도움이 될 수 있어서이다. 이제마 선생이 제시한 체질별 항심의 해결책은 다음과 같다.

• 태양인은 급박지심을 자제해야 간혈(肝血)이 부드러워지고 건강이 유지될 수 있다. 인간관계에서는 다른 사람들이 자기를 따라주지 않는다고 노여워하지 말고 한 발 물러설 줄 알아야 한다. 자신의 뜻을 알아줄 때까지 타인을 설득하면서 기다리는 마음을 키워야 한다.

• 태음인은 어떤 일이든 해보기 전에 겁(조심)이 너무 지나치면 아무 일도 못 한다. 또한 내 것만 지키며 자꾸 안으로 숨으려고만 하지 말고 밖을 내다볼 줄 아는 시각과 마음을 키워야 한다.

• 소양인은 너무 쉽게 일을 벌여 두려운 마음(구심)이 생기므로 주의해야 한다. 일의 결과에 대한 다른 사람의 눈치만 살필 것이 아니라 자신의 마음에도 귀를 기울여야 한다.

• 소음인은 너무 세심해서 소심해지고 불안정지심이 생긴다. 일에서는 좋은 결과에 대해 너무 재는 것이 문제이다. 최상이 아니더라도 최악만 피하면 된다는 생각으로 머뭇거리지 말고 한 발 더 나아갈 줄 알아야 한다.

Part 4

건강의 질을 높이는 최강의 방법

하루 2L의 물을
마셔야 하는 이유

TV에서 화장품을 광고하는 연예인들의 피부는 마치 물을 가득 머금고 있는 듯 생기 있고 곱다. 수분이 풍부한 피부는 보기에도 좋지만 몸 전체의 건강을 반영한다. 피부를 포함하여 우리 몸의 기초가 되는 세포가 건강하려면 수분이 풍족해야 하는데, 그렇지 못하여 건조해지면 노화 현상이 가속화된다. 나이가 들면서 세포 내의 수분유지량은 점차 감소되어 매 10년마다 3L의 수분을 잃게 된다고 한다. 이는 갈증을 느끼는 감각도 퇴화되면서 더욱 가속화되는 현상으로 당연히 세포의 활력도 떨어지게 된다.

그러므로 건강한 몸을 유지하는 중요한 방법 중의 하나가 '물 마시기'이다. 지구 표면의 70%가 수분이고 우리 몸도 70%가 수분으로, 물은 생명의 원천이라 할 수 있다. 수분이 각 조직에 충분히 공급되지 않으면 모든 장기의 활동이 느려지고 각종 질병과 좋지 않은 증상들이 나타난다. 반면 충분한 수분은 우리 몸의 신진대사를 원활하게 하고 체온을 정상으로 유지시킨다. 잠자기 전에 물을 한 컵 마시면 체온이 잘 유지되어 편안한 잠을 잘 수 있다.

'물 치료' 분야 최고의 권위자인 영국의 바트만 게리지 박사 (Dr. F. Batmanghelidj, M.D.)는 「물의 의학적 약용연구」에서 현대의 만성 질환들은 체내에 물이 부족해져서 오는 것임을 수많은 임상 과정을 통해 증명했다. 물이 부족해지면 원활한 수분대사와 생리기능의 장애로 만성 염증과 많은 질병을 초래하게 된다. 기본적으로 수분은 우리 몸의 노폐물을 없애주는데, 우리 몸에는 생각보다 많은 노폐물이 쌓여 있다. 노폐물은 몸의 독소로 작용하므로 이를 세정하는 데는 최소한의 물이 필요하게 되며, 새로 유입된 물은 오래된 물을 밀어내고 깨끗한 혈액을 만든다.

우리 몸에서는 신장이 노폐물을 걸러내고 물을 재흡수하므로 물을 많이 마시면 그만큼 소변으로 배출되기 때문에 신장을 쉬게도 해준다.

동양의학에서는 폐장이 통조수도(通調水道)라는 기능을 통하여 인체의 위쪽에서 수액을 전신으로 퍼져나가게 하고 배설을 조절하는 역할을 하며, 아래에서는 신장이 수액대사를 관장하고 소변의 생성과 배설에 중요한 조절작용을 한다고 본다. 따라서 신장이나 폐장에서의 수분 대사가 제대로 이루어지지 않으면 수분이 자신의 길을 잃어서 각 조직에서는 수분이 부족해지고 장부에서는 진액(津液)이 마르는 상태를 초래한다. 진액이란 인체 내에 존재하는 수분을 통칭하는 말로 오장육부의 영양에 기본이 된다.

폐장에 진액이 마르면 폐결핵이 오고, 기관지가 건조해져서 마른 기침을 하며 피부가 건조해진다. 간장에 진액이 마르면 간경화가 오고, 눈물이 말라 안구 건조증이 생기고, 생식기가 건조해진다. 위장에 진액이 마르면 저산증이 생겨 위장병이 생기고, 입 안에 침이 마르며 입술이 건조해진다. 심장에 진액이 마르면 혈액이 탁해져서 순환장애가 오고, 혀가 건조해진다. 신장에 진액이 마르면 몸의 원기(元氣)가 떨어지며 뼈가 마르고 귀가 건조해진다.

진액이 마르게 되는 원인은 자율신경조절기능과도 관련이 높다. 스트레스가 많아지면 인체에서는 교감신경이 상대적으로 더 활성화되는데, 이때 에너지를 집중적으로 사용하기 위해 체내 수분을 배출하려는 성향이 높아진다.

동양의학의 근본원리인 음양(陰陽)은 자연에서 풍(風), 한(寒), 서(暑), 습(濕), 조(燥), 화(火)의 여섯 가지 기운으로 나타나는데, 현대는 이 기운 중에 조와 화가 많아지는 시대이다. 외부적으로는 비닐, 플라스틱, 콘크리트, 시멘트 등의 환경파괴 물질과 탄소배출량의 증가, 미세먼지 등으로 인한 지구의 온난화가 조와 화한 환경을 만든다.

인체 내부에서는 인스턴트식품, 가공식품, 기름에 튀긴 음식 등의 음식과 방사능 노출, 스트레스 등이 몸을 조와 화한 상태로 만든다. 예를 들면, 라면, 과자 같이 영양가는 없고 에너지만 나게 하는 음식이나 냉장 음식, 후각을 강하게 자극하는 향기가 강한 음식 등이 조한 음식이다. 우리가 평소에 즐겨 마시는 음료나 술은 마신 물의 양보다 훨씬 많은 양의 물을 몸 밖으로 배출시키므로 실제로는 조한 음식이다.

각박하게 살아가는 현대인에게 정신적으로나 육체적으로 쌓이는 스트레스는 몸에 화(火)를 만든다. 이러한 스트레스를 풀기 위해 먹는 매운맛의 음식도 火하며, 빵과 국수 등 우리가 흔하게 먹는 밀가루 음식도 몸의 피부층을 두껍게 하고 열의 발산을 막으므로 火한 음식이라 할 수 있다. 고기류도 에너지를 많이 생성하므로 火한 음식이다. 그중에서 대량생산으로 인해 흔하게 즐겨 먹게 된 닭고기는 뜨거운 성질을 가지고 있어서 우리 몸에 인삼만큼이나 많은 열을 생성한다. 특히, 근육을 만들기 위해 먹는 닭가슴살은 열이 많은 체질의 사람들에게는 각종 염증과 만성질환의 원인이 되므로 주의해야 한다.

이처럼 현대의 조하고 화한 환경은 우리 몸의 진액을 마르게 하고 음(陰) 부족 증상을 일으켜 면역을 떨어뜨리며 만성질환에 쉽게 노출되게 만든다. 여기에 각종 스트레스와 폐장과 신장의 기능 저하가 인체의 진액 부족을 촉진한다. 그렇다고 해서 우리가 과거의 식습관과 환경으로 되돌아가기란 말처럼 쉬운 일이 아니다. 그렇다면 이를 해결할 수 있는 방법은 무엇일까? 바로 '물을 많이 마시는 것'이다. 물은 진액을 만드는 가장 기초적인 재료가 된다. '물 마시기'야말로 우리 몸을 해독하고 음(영양)을 만들 수 있는 가장 기본적인 해결법이다.

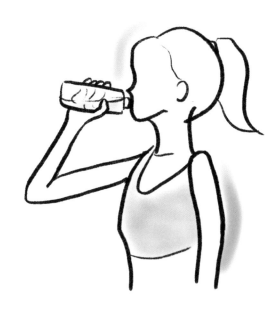

한국인은 전통적으로 국을 선호하는 민족이다. 밥을 국에 말아 먹어도 체하는 법이 없다. 국을 먹고 나서도 물로 입가심을 한다. 물이 위장에서 전혀 장애를 일으키지 않는다는 얘기다.

전통의학에 '위오조(胃惡燥)'라는 말이 있는데, 이는 위장이 조(燥)를 싫어한다는 뜻이다. 위장은 건조한 환경을 싫어하므로 식후의 물은 소화기관과 위장의 움직임을 원활하게 하고, 빈속의 물은 잔여 음식물을 분해하는 데 도움을 준다. 대장에서도 좋은 장내환경과 건강한 장의 점막을 유지하기 위해서는 충분한 수분이 필요하다. 사실 섭취한 음식이 몸에 흡수되기까지는 모든 소화와 영양 흡수 과정에서 물이 꼭 필요하다. 다만, 위장이 냉하거나 위하수, 위무력증이 있다면 마시는 물의 양을 줄여야 하고 마시는 물도 따뜻한 물이 좋다. 이런 경우는 물을 많이 마시면 자주 배에서 '꾸르륵' 소리가 나거나 얼굴이 붓기도 한다.

인체에서 하루에 소모하는 수분량은 땀과 소변으로 2L, 호흡으로 0.5L, 피부로 0.5L, 대변으로 0.1L 정도로 약 3.1L가 되고, 섭취하는 수분량은 식사와 과일 등으로 1.5L, 신진대사에 의해 몸에서 0.2L가 만들어지므로 결과적으로 우리가 섭취해야 하는 물의 양은 하루 1.5~2L 정도이다. 즉, 약 2L의 물을 매일 습관적으로 마셔야 몸속의 노폐물이 잘 빠져나갈 수 있고 세포에 활력이 생긴다. 물론 이는 평균치이므로 개인에게 필요한 물의 양은 몸무게, 환경, 온도, 신체 활동량과 체질에 따라 다를 수 있다.

일반적으로 가장 좋은 물은 어떤 물일까? 물은 각종 음료나 차 등의 형태가 아닌 아무것도 섞이지 않은 맑은 생수가 좋다. 생수 중에서도 미네랄이 많이 들어있는 약알칼리성의 물이 가장 좋은데, 신비하게도 미네랄 조성이 가장 이상적인 물은 태아를 품고 있는 산모의 '양수(羊水)'이다. 생명을 소중히 키우라는 신의 배려인 듯하다.

이제는 거의 집집마다 보급되어 필수품이 되어버린 정수기의 물은 미네랄이 없는 죽은 물이다. 차라리 수돗물을 끓여서 마시는 것이 영양적으로는 더 좋을 수 있는데, 다행히 요즘은 정수기 대신 알칼리 이온수기가 많이 보급되고 있다.

자연에서는 해양심층수가 우리 혈액의 전해질 조성과 비슷한데, 해양심층수는 깊은 바다 200m 이하의 청정지역에서 순환하는 심해 바닷물이다. 땅속 깊은 곳에서 자연적으로 분출되는 암반수도 전해질 조성 비율이 비슷하다.

물을 마실 때는 갈증이 나서 마시는 것이 아니라 그전에 마셔야 한다. 갈증이 날 때는 이미 몸에서 신진대사가 떨어지고 있기 때문이다. 그리고 여러 번에 나누어 조금씩 자주 마시는 것이 좋다. 목이 마르다고 한 번에 벌컥벌컥 마시면 오히려 몸에서는 흡수되지 못하고 담음이 될 수 있다.

248

영양제에도
음양이 있다

우리가 즐겨 요리해 먹는 수많은 음식에도 음과 양이 있어서 따뜻한 성질과 찬 성질로 나눠볼 수 있다. 이는 감각적으로 느껴지는 온도가 아니라 그 재료가 본래 가지고 있는 성질을 말한다. 그러므로 자신의 체질을 이해하고 그에 맞게 음식을 선택하여 섭취하는 것은 건강을 유지하는 비결이 될 수 있다.

기본적으로 양성 체질은 몸속에 열이 많기 때문에 열을 풀어주는 서늘하고 차가운 성질의 음식을 선택하고, 음성 체질은 몸속의 서늘한 기운을 풀어줄 따뜻한 성질의 음식을 선택해야 한다. 여기서 몸속에 열이 많다는 것은 체온이 높다는 것이 아니라, 인체 기능의 항진을 말하며 양(陽)적 기능이 활발한 상태를 말한다.

건강기능식품과 영양제에도 이러한 음양의 성질이 있으므

로, 광고매체나 인터넷에서 몸에 좋다고 홍보하는 대로 체질과 관계없이 무조건 먹다 보면 건강을 지키기는커녕 오히려 망치는 지름길이 될 수 있다. 이번 글에서는 우리가 늘 접하는 여러 음식과 건강기능식품 및 영양제에 담겨 있는 음양의 원리와 그 기능에 대해 알아보고자 한다.

맛

맛을 음양으로 분류하면, 매운맛과 단맛은 양의 성질을 갖고 양의 속성대로 발산하여 퍼뜨리는 작용을 하며 신맛, 쓴맛, 짠맛, 떫은맛은 음의 성질로 몸속의 기를 수렴해 하강한다.

채소

식물이나 과일의 속성은 생존을 위해 각자의 계절이 가지는 기운과는 반대의 성질을 가지게 되는데, 이는 자연적인 선택이어서 이런 음식을 섭취하는 인간에게는 해당 계절의 기운을 이겨내는 힘이 된다. 즉, 봄과 여름에 따뜻한 기운을 받으며 자라는 녹색 채소들은 대체로 서늘하고 음기가 강하다. 여름이 제철인 오이, 가지, 열무 등도 성질이 냉하고 음기를 머금어서 한여름 무더위를 쉽게 이겨낼 수 있게 해준다.

반면, 뿌리는 주로 가을이나 겨울에 가장 기운이 응축되어 있는데, 무, 감자, 고구마, 당근, 생강, 우엉 같은 뿌리채소는 음의 성질을 가진 땅속에서 키워져 양기를 가진다. 이러한 가을채소는 여름철 땀으로 새어나가던 기운이 안으로 모이도록 만들어 준다. 같은 땅속에서도 상대적으로 음기가 있는 감자는 위로 열리고 고구마는 아래로 달린다. 추운 겨울을 나야 하는 대파, 양파, 마늘 등은 성질이 따뜻한 열성이다. 그늘을 좋아하는 인삼도 열성이지만 산속의 추운 한겨울을 수없이 지내는 산삼은 강한 열성을 지닌다.

과일

더운 여름에 나는 수박, 참외, 멜론, 딸기, 블루베리 등은 성질이 차고 습하여 음기가 강하며, 열대지방 과일인 파인애플, 바나나 등도 냉하므로 몸의 열을 내리는 데 도움을 준다. 이런 과일들은 감기나 여성의 생리기간에는 피하는 것이 좋다.

추운 겨울에 나는 제주밀감, 한라봉 등은 성질이 따뜻하고, 가을에 익는 사과, 대추, 감 등도 성질이 따뜻하다.

곡류

곡류는 채소나 과일과 다르게 자연의 기운에 따라 고유의 기운이 만들어진다. 이는 사람이 사계절 먹는 주식이 곡류이므로 태어난 땅의 기운을 그대로 곡류에 담으려는 신의 배려 때문일 것이다.

양의 성질을 가진 곡류는 찹쌀, 현미, 조, 옥수수 등이 있고, 음의 성질을 가진 곡류는 보리, 밀, 팥, 녹두, 수수, 율무 등이 있다. 이 중에서 쌀은 봄에 씨앗을 뿌려서 여름에 자라므로 양의 기운을 가지는데, 지역에 따라 성질이 달라서 우리나라에서 나는 쌀은 찰기가 강하고 틀어막는 성질이 있어서 살을 찌우고 체온을 보존한다. 반면에 열대지방에서 나는 안남미는 밥을 하면 푸석푸석하고, 먹으면 땀구멍을 열어 땀 발산을 유도하므로 무더위를 이길 수 있게 해준다. 보리나 국산 밀은 가을에 뿌려져 겨울에 자라므로 음의 기운을 가지며 그 표식으로 가운데가 둘로 나뉘어 있다.

견과류

대부분 따뜻한 성질의 음식에 속한다. 따라서 몸에 좋은 자연식품으로 알려져 간식으로 많이 애용되고 있지만 양성 체질의 사람은 적당히 먹어야 한다.

육류

체형으로 볼 때 뒤쪽이 발달한 돼지, 오리, 양 등이 음의 성질을 가지고 있고, 닭, 소, 개, 염소, 달걀, 우유 등이 양의 성질을 갖는다. 따라서 성장기에 단백질과 칼슘을 공급한다고 무조건 달걀과 우유를 많이 먹이는 것은 양적인 체질의 아이들에게는 좋지 않을 수 있다.

해산물

대체로 어패류는 서늘하고 진액이 많아서 음의 성질을 가진다. 전복, 게, 낙지, 조개류, 해삼, 굴, 멍게, 새우, 오징어 등이다. 얕은 바다에서 자라는 미역이나 김, 파래, 다시마 등의 해조류는 겨울이 제철인 음식으로 성질이 냉하다. 따라서 이런 음식들을 생으로 먹으면 몸이 찬 사람들은 소화장애나 묽은 변을 볼 수 있다.

이렇듯 체질에 맞는 음식을 먹는 것은 매우 중요하지만 그렇다고 무조건 체질에 맞는 음식만 고집할 필요는 없다. 양성 체질이라고 늘 냉한 음식만을 먹거나 음성 체질이라고 늘 따뜻한 음식만을 먹는 것은 오히려 몸에 무리를 준다. 자연은 음양이 어우러져야 하므로 자연의 일부인 사람도 골고루 먹되 체질에 맞는 것은 조금 더 먹고, 병이 있을 때는 가려 먹으면 된다. 그런 면에서 이것저것 혼합된 비빔밥은 중용이 이루어진 최고의 요리라고 할 수 있다. 어느 누구도 비빔밥을 먹고 탈이 나는 사람은 없다.

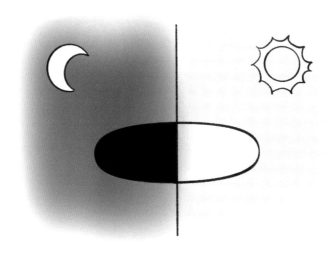

건강기능식품과 영양제

약국에서 취급하는 건강기능식품이나 영양제 역시 찬 성질과 따뜻한 성질로 나눌 수 있으므로, 경우에 따라 시너지를 내기도 하지만 잘못 복용하면 독이 될 수도 있으니 주의하는 것이 좋다.

우리가 광고를 통해 흔히 알고 있는 아로나민®은 비타민 B군 제품으로 양의 성질을 가진다. 필자의 약국에서도 아로나민® 복용 후 피로회복은커녕 소화가 안 되고 가슴이 두근거린다는 사례를 가끔 접한다.

　TV 광고로 유명해진 잇몸 치료제 중 인사돌®은 옥수수 추출물이 주성분이라 따뜻한 성질을 갖는 반면에, 이가탄®은 성질이 조금 차다. 이러한 성질 때문에 복용하는 환자마다 효과의 차이가 생긴다.

　비타민 C는 신맛이 강한 수렴성의 성분으로 성질이 냉하기 때문에 마르고 양성 체질의 사람에게만 맞는다. 언제부터인가 체질에 관계없이 1,000mg 이상의 고함량의 비타민 C 복용이 유행처럼 되었지만, 그만큼 비타민 C 복용 후 위장장애와 설사를 호소하는 환자도 많다.

　홍삼은 기력과 면역력 증강에 좋아 사람들이 애용하는 건강기능식품이다. 특히 우리나라 홍삼이 효과가 뛰어나고, 워낙 광고를 많이 하다 보니 선물로도 인기가 있어서 누구나 한 번쯤은 접해보게 된다. 그러나 홍삼은 수삼을 쪄서 말리는 과정에서 열성이 다소 빠져나가지만 여전히 열이 많은 식품이다. 따라서 열성인 사람들이 장기 복용 시에는 두통이나 구토, 눈 충혈, 여드름, 뾰루지 등이 나타날 수 있다. 특히 공부하는 학생들은 이 열로 인해 집중력이 떨어질 수 있으므로 주의해야 한다. 인삼은 원뿌리보다 실뿌리가 열성이 강한데, 이 실뿌리 성분이 들어있는 원비®

라는 제품이 주로 시골에서 노인들이 즐겨 찾는다는 제약회사의 통계도 있다. 노인들의 양기를 올려 몸을 따뜻하게 해주기 때문일 것이다.

항생제나 해열진통제는 찬 성질의 의약품이다. 때문에 건강한 사람은 상관없지만 몸이 약하거나 속이 냉한 사람이 장기 복용하면 설사, 복통, 식욕부진, 알레르기 등의 후유증이 생길 수 있다.

페니실린이라는 항생제를 복용한 후 나타나는 부작용 중에서 '페니실린 쇼크'가 있는데, 사람에 따라 다르지만 심한 경우 사망에 이를 수도 있다. 쇼크의 원인을 의학계에서는 정확히 밝혀내지 못하지만, 페니실린의 성질을 이해하면 알 수 있다. 성질이 찬 다른 항생제와는 달리 페니실린은 습지의 곰팡이를 배양하여 얻은 항생물질이므로 성질이 뜨겁다. 따라서 열이 많은 사람에게 나타나는 부작용이다.

그 밖에 약국에서 흔히 취급하는 영양제와 건강기능식품을 음양의 성질에 따라 분류해보면 다음과 같다.

● 양의 성질인 영양제
비타민 B군, 효소, 감마리놀렌산(오메가6), 클로렐라, 화분, 인삼, 홍삼, 녹용, 꿀, 프로폴리스, 침향, 로열젤리, 에키나포스, 홍경천, 노니, MSM(식이유황), 강황 등

• 음의 성질인 영양제
비타민 C, 오메가 3, 크릴오일, 스피룰리나, 칼슘, 마그네슘, 아연, 기타 미네랄, 은행잎 제제, 알로에, 폴리코사놀, 밀크시슬, 콜라겐 등

약국에 자주 오시는 어떤 아주머님이 어느 날 지방에 사는 3살 된 손녀의 눈다래끼에 대해 여쭈셨다. 손녀가 1년 내내 눈다래끼가 나 있어서 안과에도 자주 다니지만 별다른 방법이 없다는 것이었다. 그러면서 도움을 청하시기에 아이가 평소에 즐겨 먹는 닭고기와 단 음식을 멀리하기를 당부하면서, 성질이 냉한 알로에 함유 제품과 칼슘제를 추천해 드렸다. 그 후 6개월 정도를 복용했는데, 처음 1개월째부터 좋아지기 시작해서 6개월 후에는 눈다래끼가 전혀 나지 않는다고 고마워하셨다.

현대인에게 영양제가 점점 더 중요해지는 데에는 이유가 있다. 각종 공해, 독성 물질과 환경호르몬, 음주, 흡연, 스트레스가 체내 영양소를 빠르게 소진시키고, 만성질환으로 인해 복용하는 각종 약물이 '드럭 머거(복용하는 약물이 오히려 인체 필수 영양소를 고갈시키는 것)'로 작용해서 체내 영양소를 빼앗아가기 때문이다. 토양 환경이 척박해지고 화학비료의 사용, 비닐하우스 생산 등으로 인해 곡류와 채소, 과일의 영양소 함량이 과거만 못해

지는 것도 원인이다.

몸속 필수 영양소는 부족해지는데, 바쁜 현대인들은 열량만 높은 음식들을 자꾸만 소비하고 있어 '섭취는 과잉! 영양소는 결핍!'이라는 말이 괜히 나오는 게 아니다. 그렇다면 영양제나 건강식품을 통해 영양을 보충해야 하는데, 장기적으로 복용해야 한다면 반드시 자신의 체질을 고려해야 한다. 물론 노인이 되면 기가 떨어져서 양성 체질도 음적으로 바뀌므로 나이도 감안해서 제품을 선택하는 것이 바람직하다. 영양제나 건강식품 복용 후에 소화 장애, 설사, 두통, 피부 알레르기, 기운 감소 등이 생긴다면 자신의 체질에 맞지 않는 제품이므로 주의해야 한다.

필자도 약국을 운영하며 한 해 한 해 나이를 먹다 보니 체력을 지키기 위해 운동도 하고 영양제도 챙긴다. 특별한 만성질환은 없기에 가능한 한 음과 양의 성질이 골고루 들어있는 제품을 택하지만, 필자의 양적인 체질을 감안하여 음의 성질인 영양제를 때때로 보충한다. 저함량의 종합 비타민, 불포화지방산, 효소제, 미네랄 등은 꼭 복용하는 편이다.

영양제
복용하는 시간

'약은 왜 식후 30분에 복용해야 할까?' 졸업 후 새 내기 약사 시절, 더듬거리며 복약지도를 하면서 가졌던 의문이다. 이 주제로 글을 쓰면서 다시 그때의 내가 떠올라 새삼스럽다.

대부분의 약은 위장 장애를 일으킬 수 있으므로 공복을 피해서, 식후 즉시 복용은 음식물과 섞여서 흡수율이 떨어지므로 특별한 과학적 데이터 없이 식후 30분 정도로 정한 것이 아마도 사회적 통념이 된 것 같다.

개인적인 생각으로 감기약 정도는 각자의 위장 상태에 따라 식후 60분 이내에 1컵 정도의 물과 함께 복용하는 것이 가장 좋을 듯하다. 그 밖에 많은 약들의 성분에 따라 적절한 효과를 나타내기 위한 다양한 복용법들이 있다.

위염약이나 위장운동 조절제는 식전 30분, 일부 당뇨약은 식전이나 식후 즉시, 진통소염제는 위장장애가 있으므로 식후에, 항생제는 효과를 위해 규칙적인 시간 간격이 더 중요하다. 하루 1번 먹는 약물들은 효능이 적절히 발휘될 수 있는 시간대에 일정하게 복용하는 것이 좋고, 모든 약은 다른 약물과의 상호 작용을 고려하여 복용해야 한다. 이런 약들은 복용시간을 지키지 않으면 효과가 현저히 감소하거나 부작용이 발생하므로 주의해야 한다.

반면에 여러 비타민류, 다양한 건강기능식품 등은 우리에게 너무나 일상화되어 있음에도 불구하고 적절한 시간대나 복용방법에 대해 신경을 쓰지 않는 경우가 많다. 요즘은 대부분 한두 가지 이상의 영양제는 복용하고 있을 터이니 최상의 효능을 위한 복용법을 한 번쯤 체크할 필요가 있겠다.

동양의학에서 보면 우리 몸의 5개 장부, 즉 간장, 심장, 비장, 폐장, 신장은 하루 중에 각자 활발하게 활동하는 시간대가 따로 있다. 각 장부가 활동하는 시간대에 따라서 사람이 일어나고, 장을 비우고, 아침밥을 먹고, 햇볕을 쬐며 활동하고, 잠을 자게 되는 것이다. 이처럼 각 장부마다 하루 중에 우리 몸에 흐르는 기운이 다르게 나타난다면, 이에 맞춰 음식이나 영양소를 섭취하는 것이 좋을 것이다.

기본적으로 낮에 활동하는 양의 기운은 심장, 폐장, 비·위장을 움직이게 하고, 밤에 심신을 쉬게 하는 음의 기운은 간장과 신장을 움직이게 한다.

낮에는 폐장에서 흡입한 산소와 비장에서 흡수한 영양분으로 에너지를 만들고, 혈액순환을 통해 이를 심장이 온몸으로 보낸다. 밤에는 간장과 신장에서 그날 쌓인 피로와 유해물질을 해독하고 음기를 축적한다. 즉, 인체는 밤에 쉬면서 간장과 신장에서 영양을 축적하고, 낮에는 이를 바탕으로 심장, 폐장, 비·위장이 활동하는 것이다. 예를 들어, 감기를 앓은 후 남은 기침이 저녁에 심하다면 폐장의 기운이 떨어진 것이고, 아침에 심하다면 간장의 기운이 떨어진 것으로 판단할 수 있다. 간장은 밤에 활동하므로 술도 밤보다 낮에 마시는 것이 빨리 취한다.

자율신경계로 보면, 낮에는 교감신경의 작용이 활발해져 에너지 소비가 촉진되고 밤에는 부교감신경의 작용이 활발해져 에너지를 비축하고 심신을 쉬게 한다.

호르몬을 살펴보면, 사람의 기분을 밝아지도록 도와주는 활동성 호르몬인 세로토닌은 낮에 분비되고 밤에는 멜라토닌으로 바뀌어 수면을 도와준다. 신장이 주관하는 코르티솔은 밤에 축적되어 아침에 최고조로 분비되므로 이 성분이 포함된 약물은 대부분 오전에 복용하게 된다. 성장호르몬도 잠자는 동안 분비되므로 잠자기 전 음식섭취를 꼭 피해야 한다. 수면 시의 위장 활동은 정상적인 인체의 흐름도 아니지만 코르티솔이나 성장호르몬의 생산을 방해하기 때문이다. 낮에는 사람들이 주로 이성적이고 합리적인 일을 하지만 밤에는 인간의 본능과 관계되는 감성이 깊어져 예술 활동이 활발해지고 남녀 간에 만남도 이루어진다.

이러한 인체의 흐름에 따라 낮에는 낮답게, 밤에는 밤답게 생활하는 것이 건강을 지키는 방법이다. 인체경락의 흐름에 따르면 새벽 3시부터 폐장의 기운이 경락을 따라 흐르기 시작하므로 밤에 일찍 자고 새벽에 일어나는 것이 늦게 자고 늦게 일어나는 것보다 효율적인 수면이다.

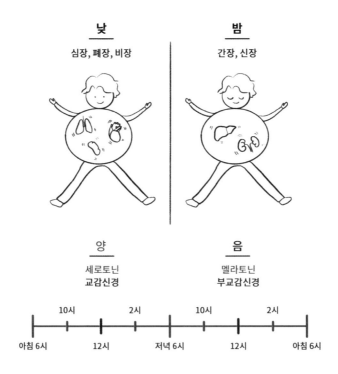

하지만 우리나라는 사계절이 모두 존재하는 독특한 지역이어서 계절마다 태양의 운행이 바뀐다. 따라서 오장이 활동하는 시간대가 약간씩 달라지므로 이에 맞추는 것이 좋다. 즉, 하루 중에서 음의 기운이 가장 강한 시간은 밤 10시~새벽 2시 사이이므로 일반적으로 이 시간에 잠을 푹 자야 하지만, 꼭 이 시간대를 지킬 필요는 없다. 잠자고 깨는 것을 태양의 일조 시간에 맞추는 것이 가장 좋은데, 낮의 길이가 길고 밤의 길이가 짧은 여름에는 양의 기운이 강한 계절이므로 늦게 자고 일찍 일어나야 한다. 잠이 모자라면 잠깐의 낮잠으로 채워주면 된다. 반면에 낮의 길이가 짧고 밤의 길이가 긴 겨울에는 일찍 자고 늦게 일어나야 한다. 식사도 여름보다는 겨울에 저녁을 일찍 먹고 일찍 자는 게 좋으므로 복용하는 약이나 영양소도 여기에 맞춰 복용하면 된다. 잠을 자는 시간이 길어지면 그만큼 약의 대사도 느려지므로 자고 일어나는 시간을 기준으로 정한다.

밤에 간장과 신장의 음기를 축적하기 위해서는 잠자기 수 시간 전에 식사를 끝내야 한다. 위장은 낮에 활동하는 양의 장부이므로 잠자는 시간에 활동하면 음기의 축적에 방해가 되기 때문이다. 특히 잠자기 전 칼로리가 높은 음식을 먹는 것은 수면의 질을 방해하고 몸에 노폐물로 남아서 염증성 질환의 원인이 되기 쉽다. 간장과 신장의 기능 향상을 위해서도 수면 전에 공복을 유지하는 것은 매우 중요한 일이다. 공복의 효능을 믿고 공복을 즐길 수 있어야 한다.

결론적으로, 낮에 활동하는 장부인 심장과 폐장, 비·위장에 도움이 되는 영양제는 오전에 복용하고, 밤에 활동하는 간장과 신장에 도움이 되는 영양제는 저녁에 복용하는 것이 좋겠다.

아침에 복용하면 좋은 영양제

- 심장, 혈관계 관련 영양제 : 코엔자임 Q10, 크릴오일, 오메가 3, 혈액 순환제
- 폐장 관련 영양제 : 아미노산 영양제, 비타민 A, D, 유산균(가능한 한 장에 빨리 도달해야 하므로 공복에 복용)
- 비·위장 관련 영양제 : 비타민 B군, 효소제
- 고함량 비타민, 활성비타민 : 수면을 방해할 수 있으므로 꼭 오전에 복용

저녁에 복용하면 좋은 영양제

- 간장 관련 영양제 : 실리마린, UDCA 등의 간장영양제, 비타민 C, 눈 영양제, 철분제, 근육 및 관절 영양제, 잇몸 영양제
- 신장 관련 영양제 : 칼슘, 마그네슘, 아연 등의 미네랄제제, 철분제, 비타민 E, 오메가 6 등

계절에 따른
음식 먹기

       동물은 체온 조절능력에 따라 변온동물과 항온동물로 구분한다. 변온동물은 짧게는 낮과 밤, 길게는 계절의 변화에 순응하지만, 항온동물은 이러한 변화에 따라가지 않고 스스로 항상성을 유지하는 능력을 가졌다. 사람도 항온동물이어서 약 36.5℃의 체온을 유지하기 위해 주위 환경과 계절의 기온변화에 따라 몸의 바깥쪽과 안쪽으로 온도분포를 조절한다. 이를 동양의학에서는 표리한열(表裏寒熱)의 조절로 설명한다. 표리라는 개념을 해부학적으로 구분하기에는 경계가 모호하나, 인체 부위 중 체표 부위와 얼굴을 표(表)라 하고 인체의 심부(深部) 특히 위장관 부위를 이(裏)라 한다. 음양으로 보면 표는 바깥쪽으로 양(陽)에 해당하고 이는 안쪽으로 음(陰)에 해당한다고 볼 수 있으며,

항상성으로 보면 표가 차가우면 이가 뜨거워지고, 표가 뜨거우면 이가 차가워지면서 체온을 일정하게 유지한다.

동양에서의 계절은 달의 운행과 변화를 보고 만들었기 때문에 절기상 봄은 입춘(立春)인 2월 4일경부터이고, 여름은 입하(立夏)인 5월 5~6일경, 가을은 입추(立秋)인 8월 6~9일경, 겨울은 입동(立冬)인 11월 7~8일경부터이다. 여름의 가운데인 하지는 양력으로는 대개 6월 22일쯤으로 1년 중에 낮이 가장 긴 날이고 이날 이후로는 차츰 낮이 짧아지기 시작한다.

기온은 하지 뒤에 당연히 서늘해져야 하지만 실제 기온은 오히려 더 더워져서 삼복더위는 7, 8월에 해당한다. 그 이유는 지구의 자전축이 기울어져 있으므로 땅이 자신의 기능인 중화작용을 하지 못하기 때문이다. 겨울에 동지 이후로 더 추워지는 것도 같은 이치이다.

『동의보감』에서는 봄은 따뜻하고(溫), 여름은 덥고(熱), 가을은 서늘하고(凉), 겨울은 추운(寒) 계절의 변화에 적응하기 위해 봄에는 서늘하게, 여름에는 차게, 가을에는 따뜻하게, 겨울에는 뜨겁게 먹으라고 하고 있다. 즉, 계절의 기운과 반대로 먹으라고 조언하지만, 서두에서 이야기했듯이 인체 표리는 항상성을 유지하기 위해 꾸준히 움직이므로 원래의 계절과는 다르게 나타나는 몸의 변화도 주시해야 한다.

건강을 유지하기 위해서는 계절에 따른 몸의 표리의 변화를 살펴보고 이에 맞춰서 음식을 먹는 것이 좋다. 즉, 우리가 먹는 음식은 그 기(氣)에 따라 차가운지, 뜨거운지, 서늘한지, 따뜻한지를 구분할 수 있으므로 계절에 따라 음식을 선택할 수 있지만, 너무 과하면 겉과 속의 균형을 무너뜨릴 수도 있으므로 주의해야한다.

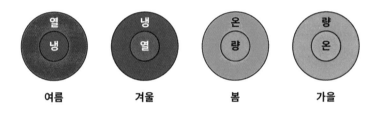

여름

여름에는 체온조절을 위해 안의 열기를 밖으로 내보내는 과정에서 기와 혈이 바깥으로 몰리므로, 피부와 머리, 얼굴 등 겉은 뜨겁고(熱) 습해지지만 배 속은 상대적으로 차갑고(寒) 건조해져서 소화 장애와 냉증이 생긴다. 따라서 기운 보충을 위한 고기와 더위를 식히기 위해 보통 찬 것을 먹지만, 더위가 극심해지면 때로는 따뜻한 재료의 탕이나 국을 먹어야 한다. 옛 조상들이 더운 복날에 먹었던 삼계탕과 보신탕은 원래 뜨거운 성질로 이열치열(以熱治熱)하는 여름철 보양식이기도 하지만 건강의 균형이 깨져서 '더위 먹을 때' 먹는 일종의 약의 개념이었다. 더위를 먹으면 속이 냉해지고 입맛이 없고 땀이 줄줄 흐르고 기운이 없어진다. 이럴 때 더운 성질의 인삼과 찹쌀을 넣은 삼계탕, 부추와 마늘을 잔뜩 넣은 보신탕을 먹었던 것이다. 이렇게 더운 음식을 먹으면 속이 따뜻해지며 피부는 오히려 열이 내려가 땀이 식는다.

특히 여름은 사계절 중 가장 양기(陽氣)가 강한 계절이고 몸에서도 기가 밖으로 발산되기 때문에 내부에는 기가 부족해지기 쉽다. 여름에 인체를 이끌어가는 장부는 심장과 소장이므로 이때 찬 음식을 많이 먹으면 소장에 기운이 떨어져 자꾸 배탈이 난다. 한여름의 아이스크림, 냉면, 얼음 등을 먹고 탈이 나는 이유이다. 자연의 섭리대로 여름에 나는 수박, 참외, 오이 등의 과일도 차고 습한 성질이어서 더위를 식혀주지만 지나치게 많이 먹으면 이 또한 설사를 유발하게 된다.

여름철 여성들에게 많이 생기는 '냉대하(冷帶下)'는 균 감염이 원인이기도 하지만 원래 그 개념이 '허리에 도는 대맥(帶脈)의 아래(下)가 냉(冷)하다'는 뜻으로 여름이 되면서 여성의 안쪽이 냉해져서 왔음을 알 수 있다.

겨울

　겨울에는 바깥의 냉한 기운을 이기기 위해 인체가 내부로 열기를 모으므로 기와 혈이 안으로 몰려 뜨겁고 습해진다. 따라서 찬바람에 자주 노출되는 폐장이 약해져서 폐질환이나 감기에 자주 걸리고, 피부는 건조하고 영양이 부족해지면서 아토피, 건선 등의 피부병과 수족냉증이 오기 쉽다. 하지만 속에는 열이 몰리면서 중풍, 심장마비, 심근경색 등 혈관계 질환이 생기기 쉽다. 운동도 지나치게 하면 장부들에 열이 생기므로 주의해야 한다.

　겨울의 찬 기운을 이기기 위해서는 따뜻한 설렁탕, 신선로 등의 기름진 음식과 찰진 성질의 찹쌀, 밀, 찰기장 등의 음식을 먹지만 속이 너무 뜨거워지는 것을 막기 위해 때로는 찬 음식을 보양식으로 먹어야 한다. 전통적으로 평양식의 물냉면, 얼음이 둥둥 떠 있는 동치미, 찬 성질의 메밀국수, 메밀묵 등이 다 겨울 별미음식이다. 성질이 서늘한 해산물도 겨울철 음식으로 좋다. 요즘은 미세먼지 등으로 더러워진 공기 때문에 불가능하지만, 필자가 어렸을 때는 추운 겨울날 처마나 나뭇가지에 달린 차디찬 고드름을 따먹곤 했다.

　동짓(冬至)날에는 팥죽을 먹는 풍습이 있다. 동지는 1년 중 밤이 가장 긴 날로 '음(陰) 중의 음'인 겨울의 긴 밤이다. 이때는 당연히 인체의 기와 혈이 안으로 몰려 속이 뜨거워지는데, 팥은 음기(陰氣)가 강한 찬 음식이므로 동짓날 보양식이 되어 준다. 여기에 피부를 두텁게 해주는 찹쌀로 빚은 새알을 함께 넣어 끓이면 추운 겨울을 대비하는 효과도 있다. 붉은색은 태양, 피, 불 등을 의미하며 잡귀를 물리치려는 미신적인 의미도 있지만 사실 팥의 찬 성질로서 건강을 지키고자 한 선인들의 지혜이다.

봄

봄에는 따뜻한 자연의 기운으로 인체의 기가 바깥으로 몰리지만, 여름만큼 강하지 않으므로 인체의 겉은 따뜻해지고 속은 서늘해진다. 이러한 인체의 변화는 항상성의 유지에 커다란 영향을 주지 않으므로 특별한 보양식 없이 자연의 섭리에 따라 음식을 섭취함으로써 다음 철인 여름에 대비하는 것이 좋다.

잎은 봄에 가장 촉촉하고 파릇파릇하므로 봄동, 달래, 냉이, 씀바귀, 쑥, 취나물, 두릅, 미나리와 같이 갓 돋아난 나물을 먹게 되면 춘곤증을 이기는 데 도움이 된다. 봄나물은 약간 씁쓰름한 맛으로 목(木)의 기운이 강해 땅속을 뚫고 나오므로 인체의 기운을 끌어 올린다.

또한 바지락, 쭈꾸미, 키조개, 소라, 멍게 등은 단백질 함량과 영양가가 높아 봄철 환절기에 생길 수 있는 무기력을 이길 수 있

270

게 해준다. 이런 음식들은 전체적으로 서늘한 성질을 지닌다.

정월대보름에 오곡밥과 보름나물을 먹는 것은 겨울철에 부족할 수 있는 영양과 건나물에 들어있는 비타민 D, 섬유질, 무기질 등을 보충해서 건강한 봄을 맞이하기 위한 세시풍속이다.

가을

가을에는 서늘해지는 자연의 기운으로 인체의 기가 안으로 몰리지만 겨울만큼 강하지 않으므로 인체의 겉은 서늘해지고 속은 따뜻해진다. 이때는 봄처럼 계절 보양식 없이 가을의 제철 음식을 섭취해 다음 계절인 겨울에 대비하는 것이 좋다.

가을은 모으고 수렴하는 계절로 씨앗과 열매는 주로 이때 가장 알차게 열린다. 따라서 가을에 열리는 사과, 배, 감 등의 과일과 따뜻한 성질의 밤, 땅콩, 호두, 도토리 등의 견과류는 체력보강에 좋은 간식이 된다. 또한 뿌리 작물인 토란, 무, 감자, 고구마, 당근, 연근, 우엉과 늙은 호박, 배추, 버섯 등은 여름철 땀으로 새어나가던 기운을 안으로 모이게 한다. 따뜻한 생강차나 계피차 등을 마셔서 폐장을 따뜻하게 하는 것도 좋다.

따뜻한 성질의 추어탕, 대하, 꽃게 등의 가을철 음식도 좋다. 『동의보감』에는 '미꾸라지는 맛이 달며, 성질이 따뜻하고 독이 없

271

어, 비위를 주고 설사를 멈추게 한다'라고 쓰여 있는데, 추어(鰍
魚)의 미꾸라지 '추(鰍)'는 고기 '어(魚)' 자와 가을 '추(秋)' 자가
합쳐져 이루어진 글자이다. 여름철 더위에 지친 체력을 보충한다
면 따뜻한 성질의 소고기도 도움이 된다.

우울증을
이겨내는 방법

　　　　살아가다 보면 누구나 때때로 우울한 감정에 빠져들 때가 있다. 일상생활에서 즐거움이나 흥미가 줄어들고 자꾸 짜증이 나거나 아무런 이유 없이 기분이 저하되고 우울한 느낌이 든다. 과거에 대한 후회로 집착이 생기기도 하고 현실에서 벗어나고픈 생각이 꼬리를 물며 우리의 감정을 바닥으로 내몬다.

　　우울증의 원인으로는 과도한 스트레스, 부정적인 경험, 낮은 자존감, 상실감, 외로움, 직장 및 가정의 문제, 호르몬의 불균형, 유전적인 요소 등 다양한 요인들이 있다. 그러나 이러한 원인이 있거나 경험했다고 해서 모두 우울증에 걸리는 것은 아니다. 유독 '우울'이라는 감정에 취약한 사람들이 있다.

　　최근에 우울증과 상관관계를 보이며 연구되는 질환이 '갑상

273

선호르몬 저하증'과 '부신기능 저하증'이다. 미세먼지, 유해화학성분, 환경호르몬, 유전자 조작 농산물, 가공식품 등과의 연관성에 대한 연구도 활발히 이뤄지고 있다. 우울증의 증세는 무기력, 우울, 감정의 기복, 부정적인 사고, 죄책감, 자책, 피로, 과수면, 불면, 자해 등 여러 가지 형태로 나타나는데, 경쟁적인 현대의 삶 속에서 단기간의 우울증 경험 정도는 누구에게나 한 번 이상씩은 있을 듯하다.

약국에서도 우울증으로 정신뿐만 아니라 신체의 건강까지 망치는 사람들을 종종 만날 수 있다. 만성적인 우울증에 빠지면 대사성질환으로도 쉽게 이어지고, 저항력이 떨어져 가벼운 감기에도 자주 걸리며, 병이나 사고로 인한 부상으로부터 회복되는 데에도 많은 시간이 걸린다. 현재 우리나라에서 우울증은 계층이나 나이를 초월해 누구에게나 나타날 수 있는 질환이 되었다. 더욱 안타까운 점은 인생에서 가장 즐겁고 밝게 생활해야 할 청소년 시기의 아이들에게서도 만성적인 우울증이 빠른 속도로 증가하고 있다는 것이다. 실제 우리나라는 우울증 유병률이 세계에서 가장 높은 반면, 이를 정신질환이라고만 인식하는 사회적 시선에 갇혀 좀 더 적극적이고 다양한 치료방법의 모색이 부족한 실정이다.

병원에서 처방되는 대부분의 항우울제는 뇌에서 각종 감정을 제어하는 신경전달물질인 세로토닌이나 노르아드레날린이라는 호르몬을 정상화하는 것을 목표로 한다. 그러나 이러한 약물은 감정을 완화할 수 있는 점에서 도움이 되지만 완전한 치료제는 아니다. 2008년 온라인 과학전문지「PLoS Medicine」에 등재된 메타 분석에 따르면 약물의 효과 면에서도 매우 더디고 미미한 것으로 나타났다. 또한 장기복용 시 내성으로 인한 용량의 증가와 조증, 조울증과 같은 신경계의 혼란으로 이어질 수 있는데, 가장 심각한 부작용은 '자살', '폭행' 등으로 많은 주의를 요한다.

따라서 이번 글에서는 우울증에 취약해지는 체질적인 원인과 우울증 전반에 대해 전통의학적인 측면에서 해석해 보고, 그에 따른 치료방법을 모색해 본다.

우울증의 우울하고 슬픈 감정은 우리 몸의 오장육부와 어떻게 관련되어 있을까?

동양의학에서는 사람이 가지고 있는 7가지 감정을 희(喜, 기뻐하는 것), 노(怒, 성내는 것), 우(憂, 우울해하는 것), 사(思, 근심하는 것), 비(悲, 슬퍼하는 것), 경(驚, 놀라는 것), 공(恐, 겁내는 것)이라 한다. 이런 감정들이 지나치면 장부 기혈에 영향을 주어서 질병을 일으킬 수 있는데, 간장-노, 심장-희, 비장-사, 폐장-비·우, 신상-공·경의 관계로서 장부마다 주관하는 정서가 나누어진다. 이 중에서 폐장과 대장이 주관하는 비(悲)와 우(憂)의 감정이 바로 우울증과 관련이 있다.

옛말에는 극심한 감정의 표현으로 장부를 인용하는 말들이 많이 있다. 이 중에서 '애끓다'의 '애'는 창자를 뜻하고, '부아가 치밀다'의 '부아'는 폐장을 지칭한다. 애나 부아는 다른 뜻으로 슬픔, 울분, 아픔, 분노 등의 의미를 가지는 순수한 우리말이다. 얼마나 감정이 극에 달했으면 이렇게 표현했을까? 충무공 이순신 장군이 한산섬에서 나라를 걱정하며 읊은 시조의 마지막 구절인 '어디서 일성호가는 남의 애를 끊나니'에는 슬픔과 괴로움에서 비롯되는 아픔이 잘 표현되어 있다.

동양의학에서는 폐장이 인체의 기(氣)를 주관한다고 본다. 따라서 옛 사람들은 너무 화가 나면 폐가 뒤집힐 듯 숨을 쉬기 어려워지며 폐장의 기운이 위로 올라온다고 생각했을 것이고, 이를 '부아가 치민다'라고 표현한 것이다. 이것은 사람이 화가 나면 분한 마음에 호흡이 거칠어지고 콧구멍을 실룩거리며 가슴을 들썩거리는 모습에 비유해 볼 수 있다(화가 나는 감정은 간장과의 문제이기도 하여 뒤에서 다시 설명한다). 이렇게 지나친 부아의 감정과 우울증과의 관계를 좀 더 설명하면 다음과 같다.

폐장이 주관하는 우(憂)의 감정은 해결하기 어려운 사정으로 인하여 걱정과 근심이 많아진 상태를 말한다. 또한 비(悲)의 감정은 슬프고 부정적인 마음이다. 이 두 가지 감정이 지나치면 폐장이 상처를 입는다. 실제로 구한말에 나라를 잃은 슬픔으로 폐병에 걸린 백성이 급속히 늘어났고, 그 시대에 지은 소설에서도 폐병 환자가 단골로 등장한다. '땅이 꺼지도록 한숨을 쉰다'는 말이 있는데, 근심이 크면 폐장에 모인 나쁜 기운을 몰아내려고 우리 몸이 자구적으로 한숨을 크게 내쉬는 것이다.

사실 약한 상태의 비(悲)와 우(憂)의 감정은 오히려 우리에게 좋은 행동과 자기 발전의 기회가 된다. 즉, 슬픔의 감정이 약한 상태에서는 자신의 실수나 안 좋은 상황이 오히려 자기반성과 에너지를 저장하도록 도와준다. 또한 근심과 걱정은 보다 객관적인 기준과 판단을 도와서 원치 않는 상황과 사고를 방지할 수 있게 한다. 문제는 이런 감정이 극심해질 때이다. 슬픔이 심해지면 자존감이 상실되고 모든 일에 흥미나 즐거움, 의욕이 사라진다. 근심과 걱정이 심해지면 만사에 무기력해지고 아무것도 할 수 없는 상태가 되어버린다.

이러한 장부와 감정의 관계를 역으로 생각하면, 생리적으로 폐장과 대장의 기능이 약해진 상태에서는 비와 우의 감정이 심해져서 우울증이 생길 수 있다. 미세먼지가 많은 날 우울감이 더 심해지고, 행복 호르몬인 세로토닌의 95%가 장에서 생산된다는 사실이 그 근거이다(건강한 장이 수명을 연장한다 참조).

우울증과 관계되는 또 하나의 감정은 바로 노(怒, 분노)이며, 이는 간장과 담낭이 주관한다. 오행의 원리에서 금(金)과 목(木)이 서로 견제하며 균형을 이루듯 인체에서는 폐장과 간장이 짝이 되어 서로를 견제하며 균형을 이루는데, 이것은 폐장이 슬픔의 감정으로 항진되어 있으면 간장의 기능이 위축되고, 간장이 분노의 감정으로 항진되어 있으면 폐장의 기능이 위축되는 것으로 나타난다. 이를 그림으로 표현하면 다음과 같다.

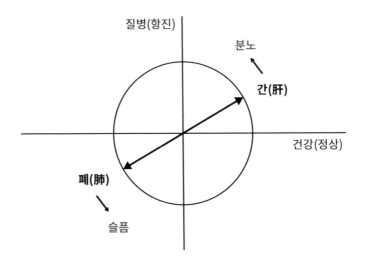

분노, 스트레스, 음주 등은 간화(肝火)를 생성하고, 이는 폐장을 조(燥)하게 하여 위축시킨다. 알코올 중독증 환자들에게 우울증이 많이 생기는 이유이다. 분노의 감정이 극적으로 나타나는 증세가 조울증(躁鬱症, manic depressive illness)인데, 이는 조증과 우울증이 번갈아가며 나타나는 상태이다. 동양의학에서도 '간기울결(肝氣鬱結)'이라 하여 간장의 분노가 극심한 상태가 되면 정신적으로 우울하고 쉽게 노여움을 느끼며 가슴이 답답하고 한숨을 자주 쉬게 된다고 본다. 따라서 우울증의 치료에서 간장의 안정은 필수적이다.

간장은 호르몬을 조절하는 기관이므로, 약해지면 호르몬의 변화로 이어질 수 있다. 간장의 기능이 저하되면서 나타나는 대표적인 질환 중의 하나가 갑상선기능저하증인데, 이를 앓고 있는 사람들의 60%는 어느 정도의 우울증을 경험했다는 연구 결과가 있다. 또한 임신, 갱년기, 사춘기, 테스토스테론의 변화, 스테로이드 사용, 환경호르몬 등 호르몬 변화를 일으키는 여러 요인과 조건도 감정에 영향을 줄 수 있다.

담낭에서도 분노를 느끼거나 화가 났을 때는 담즙 세균총(담즙의 균형을 맞춰주는 유익한 세균)에 변화가 생긴다. 이는 담즙의 응고를 유도하므로 스트레스가 계속되면 간장에 있는 담낭관과 담낭에 결석이 형성될 수 있다. 계절 중에 특히 봄과 가을의 환절기에 우울증이 심해지는 이유도 봄에는 간장이, 가을에는 폐장이 힘들어지기 때문이다(계절에 따른 건강법 참조).

우울증의 치료

모든 질병이 그렇듯 우울증도 복합적인 요소가 작용하므로 치료에 있어서 그리 단순하지 않다. 흔히 알려져 있는 치료방안으로는 사물이나 일에 대한 긍정적인 시각의 유도, 상담치료, 약물치료, 규칙적인 생활과 건강한 음식의 섭취 등을 통해 우울증의 핵심호르몬인 세로토닌과 도파민 생성을 불러일으키는 방법이 있는데, 여기서는 앞서 설명한 내용에 근거해 새로운 방법을 제시해보고자 한다.

폐장 기능의 향상

폐장이 인체의 기를 다스리기 때문에 기운이 떨어지면 우울증이 심해진다. 한숨 자고 나면 가벼운 우울 정도는 사라지는 것을 누구나 경험할 수 있는데, 이는 잠으로 인해 인체의 피로가 풀어지고 기운이 나기 때문이다. 따라서 원기를 회복시키고, 폐장에 좋은 운동과 영양섭취를 해야 한다(오장의 관리 참조).

대장의 정상화

아침에 하는 시원하고 상쾌한 배변은 마음을 가볍게 하고 기분 좋은 하루를 시작할 수 있게 해준다(건강한 장이 수명을 연장한다 참조).

간장의 안정 및 영양

간장의 건강을 위해서는 나쁜 기분과 힘든 자신의 감정을 가까운 사이에서는 표현하는 것이 좋다. 이런 감정들이 쌓이면 간화가 되어 간장과 관계되는 분노의 감정이 커지게 된다.

절 운동

책『0.2평의 기적』에서는 15명의 참가자를 통해 4주간 매일 절(108배)을 하고 난 후 건강상태의 변화를 살펴보는 실험을 하고 있는데, 그중 우울증과 관계된 몇 가지 실험결과를 정리해 보면 다음과 같다.

· 절을 하고 난 뒤 체열을 측정한 결과, 전중혈 부위의 체온이 1.4℃ 내려갔다. 전중혈은 양쪽 젖꼭지를 이은 선의 가운데에 있는 혈자리로 화(火)병이나 우울증이 있으면 통증이 생기는 자리이다. 원래 중력으로 내리는 운동은 스트레스나 기의 상충을 아래로 내린다.

· 실험자의 대부분이 스트레스 정도를 알 수 있는 호르몬인 코티솔 수치가 정상 범위를 벗어나 있었는데, 절을 하고 난 후 타액을 채취해서 조사한 결과, 7명의 실험자들이 정상화된 것으로 나타났다.

· 절을 하면 복식호흡이 자연적으로 이루어진다. 인체는 불안하거나 스트레스를 받으면 교감신경이 활성화되어 호흡이 얕고 가빠지고, 반대로 부교감신경이 활성화되면 폐장이 편안해지는 복식호흡을 하게 된다.

· 허리와 배를 굽혔다 펴는 난순한 동작은 복부근육을 사용하고 복식호흡이 되게 한다. 따라서 배에 힘이 들어가므로 장을 자극하여 기능을 활발하게 만든다.

걷기 운동

걸으면 행복을 느끼게 해주는 호르몬인 세로토닌이 증가한다. 세로토닌은 심한 스트레스를 받으면 분비되는 노르아드레날린과 쾌락을 느낄 때 나오는 도파민을 조절하는 역할을 한다.

우울증 완화에 도움이 되는 건강기능식품 복용

- 테아닌, 포스파티딜세린, 사프란, 마그네슘, 홍경천 추출물 : 신경안정, 스트레스 해소에 도움
- 프로바이오틱스 : 건강한 장내환경의 유지
- 트립토판 : 세로토닌의 원료물질
- 오메가 3, 크릴오일, 레시틴 : 뇌세포막에 인지질 공급 및 신경전달물질 강화
- 엽산, 비타민 B12, 비타민 D, 글루타치온 : 결핍되면 우울증 유발인자로 작용
- 아연 : 우울증을 일으키는 화학 물질, 중금속 등의 배출

걷기의 힘

헬스장이나 스포츠 센터에 가보면 땀을 흘리며 열심히 운동하는 사람들을 많이 볼 수 있다. 이들 중에는 사실 건강보다 보기 좋은 외모를 만들기 위해 열심인 사람들도 상당수다. 방송에 나오는 유명 연예인이나 스포츠 선수들의 근육질 몸은 그야말로 탄성을 자아내게 만든다. 과연 이처럼 멋진 근육을 가진 사람들이 만성질환 없이 건강하게 살 확률이 훨씬 높은 걸까?

인체 근육은 약 400개 정도가 있다고 알려져 있는데, 특성에 따라 '속근'과 '지근'으로 나뉜다. 속근은 주로 몸 표면(배와 팔)에 많이 존재하며, 단어 그대로 지극에 빠른 시간 내 수축해 순간적으로 강한 힘을 내는 대신 낮은 산화 능력으로 쉽게 지친다. 겉으로 보여지는 멋진 근육이 바로 이 속근이고, 만들기도 쉬워서 근력 운동을 통해 빠르게 발달시킬 수 있다. 이에 비해 지근은 몸 안쪽(등과 다리)에 많이 있고, 수축 시간이 느리지만 산소 이용 효율이나 지구력이 뛰어나며 쉽게 피곤해지지 않아 오랫동안 운동할 수 있는 근육이다. 지근은 근육 섬유의 굵기가 가늘어 이를 활용하는 운동은 아무리 많이 해도 부피가 커지지 않는다. 하지만 앉기, 서기, 걷기와 같은 일상생활의 중심이 되는 근육이므로 일상생활과 건강 유지에는 속근보다 더 중요한 역할을 하게 된다.

우리 주위에는 근육운동을 특별히 하지 않는데도 장수하며 평생을 건강하게 지내는 사람이 꽤 많다. 특히 평소에 지근을 꾸준히 발달시킨 사람들이 그렇다. 이런 지근을 전신에서 효과적으로 발달시킬 수 있는 운동이 바로 '걷기'인데, 걸을 때는 약 260여 개의 근육을 사용하기 때문에 거의 전신 운동이라 할 수 있다.

걷기는 에너지를 아주 적게 소비하면서도 전신 근육을 균형 있게 사용할 수 있는 효율적인 운동이다. 인간은 원래 두 발로 걷도록 진화됐기 때문에 걷는다는 것은 편하고 지치지 않은 행위이다. 따라서 걸을 때 쉽게 지치거나 걸음걸이가 부자연스러운 사람은 신체 어딘가의 근육이 약해져 있다는 증거이다.

요즘은 우리나라 곳곳에서 걷기 열풍이 불고 있다. 지역마다 걷기 좋은 둘레길이 생기고 동네에도 걷기 편한 길들이 마련되어 있다. 마음만 먹으면 언제든지 걸을 수 있는 환경이다. 걷기는 성인병, 즉 비만, 당뇨, 고지혈증, 고혈압, 심혈관 질환과 심지어 뇌졸중 및 치매, 우울증 등에도 효과가 좋은데, 그 외에 동양의학적인 관점에서의 효과와 '바르게 걷기'에 대해 좀 더 살펴본다.

인체 좌우 측의 균형 유지

인체를 상하로 구분하고 오장을 음양으로 나누어 보면, 간장과 신장은 아래에 위치하고 있는 음(陰)의 장부이다. 전통의학에서 보면 이 중에서 간장은 인체 좌측 아래를, 신장은 우측 아래를 담당한다(몸의 좌우에 따라 오는 병이 다르다 참조). 따라서 걷기 운동은 뼈와 근육을 튼튼히 하여 인체 좌우 측의 균형을 유지해 줄 뿐만 아니라 간장과 신장의 순환과 균형을 유지해 준다.

인체 상하 순환의 개선

손발 저림, 시림, 기억력감퇴, 만성피로 등과 같이 혈액순환 장애로 나타나는 증상들은 일상에서 흔하게 겪게 되는 증상이지만, 병원에서는 이를 마땅히 실병으로 취급하지 않는다. 환자들도 이런 증세를 가볍게 여겨서 적극적으로 치료를 하지는 않지만 이를 방치하면 피부의 괴사, 마비, 뇌경색이나 뇌졸중 등으로 발전

할 수 있어서 주의해야 한다.

혈액은 심장에서 동맥을 타고 몸 구석구석 영양을 공급하고 정맥을 통해 다시 심장으로 돌아오는데, 이때 인체 하부 말초까지 운반된 혈액이 중력을 거슬러 심장까지 되돌아올 수 있는 힘은 발바닥의 아치 구조에 의한 순환작용과 장딴지에서의 펌프작용에 의해 가능하다. 발바닥의 아치는 탄력적으로 움직이면서 발밑에서부터 혈액을 잘 돌게 하고, 유일하게 정맥판이 붙어 있는 장딴지의 정맥은 혈액이 역류하지 못하는 八자 구조여서 혈액이 효율적으로 심장으로 돌아갈 수 있게 한다.

걷기는 이러한 발바닥의 아치 부분을 들어 올려주는 근육과 장딴지의 근육을 무리하지 않게 지속적으로 움직이게 하므로 우리 몸 전체의 순환에 큰 도움을 주게 된다. 하지만 '빠른 순환'은 혈액순환에 오히려 부담이 된다. 잔잔한 바람은 순환을 돕고 생명을 움트게 하지만 센 바람과 태풍은 모든 걸 휩쓸어 가버리듯이, 단거리 달리기나 폭발적인 힘을 요구하는 운동은 순간적으로 강한 순환을 도와주지만 그 이후에는 오히려 느려지게 된다. 생명체는 자연의 흐름대로의 변화를 저항감 없이 받아들여야 하는 것이다.

또한 걷기는 뇌의 혈류량을 증가시켜 뇌의 에너지원인 포도당과 산소의 양을 늘려준다.

뇌신경 자극운동

뇌에서는 이성을 담당하는 대뇌피질보다 감성을 다스리는 변연계가 척수와 가까워 상하운동에 영향을 받는다. 즉, 다리를 올렸다 내리면서 땅을 밟는 순간 변연계가 자극되면서 뇌의 건강이 증진된다.

뇌의 변연계는 주로 감정을 다스리고 기억을 주관하며, 호르몬을 담당하므로 이곳이 자극되면 우울증, 불면 등의 정신질환 치료에 도움이 된다. 특히 이 부위에서의 '시상하부-뇌하수체-부신'으로 이어지는 축은 우울증을 포함하여 다양한 불안장애와 정신장애의 배경이 되는데, 이 축의 결과물이자 스트레스 호르몬의 일종인 '코르티솔'은 복잡한 스트레스 시스템과 관련되어 많이 연구되고 있다.

신정(腎精)의 강화

동양의학적으로 보면, 신장은 생명의 원천으로 인체의 모든 기능 중에 근본적인 에너지인 정(精)을 주관한다. 즉, 인체의 생리 기능인 성장, 발육, 생식, 수액대사 등을 주관하는 것이다. 이는 해부학적인 개념인 콩팥(kidney)뿐만 아니라 방광, 고환, 난소, 자궁, 성기, 부신 등을 포함하는 신(腎)의 개념이다. 남성에게는 정력(생식 능력)도 신장의 범위에 속한다. 이런 신정을 키우는 가장 편하고 기본적인 운동이 걷기이다.

바른 자세의 걷기는 복근과 배근을 강화시켜 복부의 장기들을 보호하고, 척추 부위의 코어 근육을 키워서 허리와 골반 부위의 근골격계를 강화하므로 신정을 튼튼히 한다.

발바닥 아치의 유지

발바닥의 아치는 정상 각도가 13°인데, 이런 구조는 착지할 때 쿠션 역할을 하고 내디딜 때는 스프링 역할을 한다. 이는 인간이 두 발로 걷도록 진화하는 데 큰 기여를 했지만, 문명의 발달로 구두를 신게 되고 아스팔트길을 걷게 되면서부터 발가락의 사용이 줄어들어 아치와 연관된 근육이 약해지기 시작했다. 이런 이유로 호르몬이 저하되는 50대를 전후해서 아치가 내려앉기 시작하는데, 이는 족저근막염, 무지외반증 등의 원인이 되고 몸의 균형 및 전신의 관절 유지에 중대한 영향을 미친다(퇴행성 관절염에 대한 올바른 이해 참조).

현대생활에서 무너져 가는 13°의 각도를 되찾는 가장 좋은 방법이 걷기이다. 바른 자세로 많이 걸으면 발가락과 관련된 근육이 강화되면서 자연히 발바닥의 아치 부분이 조금씩 올라간다.

걷기 요령

걸을 때는 반듯하고 바른 자세로 걷는 것이 아주 중요하다.

필자도 걷기운동을 할 때 다른 사람들을 관찰해 보면, 걸으며 휴대폰 보기, 애완견 돌보기, 구부정한 자세 등 저마다 자기만의 자세로 걷는 모습을 볼 수 있다. 그러나 두 다리가 오장육부를 정확하게 받쳐주지 못하면 장부의 운동이 왜곡되기 때문에 바른 자세는 매우 중요하다. 팔자걸음은 위장과 간장 기능을 약화시키고, 안짱걸음은 신장과 방광을 약화시킬 수 있다. 뿐만 아니라 나쁜 자세로 걸으면 쉽게 피로해지므로 오히려 걷는 것이 불편해진다.

걷는 양이나 속도에 관해서는 지금까지 알려진 '만보 걷기'나 '빠르게 걷기'가 좋다는 과학적 근거는 없다. 최근에 나온 구체적인 연구 결과에 의하면, 하루 7,000보 이상이 좋으며 걷는 속도는 운동의 효과와 관계가 거의 없는 것으로 밝혀졌다. 에너지 소모가 적고 몸에 피로를 주지 않는 적당한 속도는 성인의 경우 1분에 70~110보 정도이다.

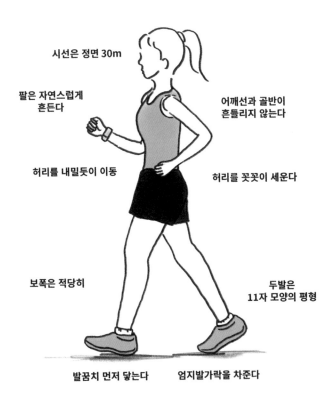

시선은 정면 30m

팔은 자연스럽게
흔든다

어깨선과 골반이
흔들리지 않는다

허리를 내밀듯이 이동

허리를 꼿꼿이 세운다

보폭은 적당히

두발은
11자 모양의 평형

발꿈치 먼저 닿는다

엄지발가락을 차준다

바르게 걷는 방법

- 얼굴은 정면을 향하고 시선은 정면 30m 정도를 내다본다.
- 가슴을 쫙 편 상태로 허리를 꼿꼿이 세워준다.
- 두 발은 양쪽의 젖꼭지 간격 정도로 11자 모양의 평행을 유지해야 한다. 상체의 중력을 받치기 위한 가장 안정된 모습이 11자이기 때문이다.
- 처음 발을 내딛을 때는 가장 먼저 발꿈치가 닿아 신체에 미치는 충격을 최대한 흡수하도록 한다.
- 다음에는 허리를 내밀듯이 중심을 앞으로 이동시킨다. 이때 발은 자연스럽게 발바닥 전체가 닿는다.
- 체중이 앞으로 이동된 다음에는 다른 쪽 발을 내딛을 수 있도록 발뒤꿈치를 들어주며 엄지발가락 끝으로 지면을 차준다.
- 발을 이동할 때는 어깨선과 골반이 좌우상하로 요동치지 않고 중심이 흔들리지 않아야 한다.
- 보폭을 너무 넓게 하거나 속도를 빠르게 하면 오래 걷기가 힘들다.
- 팔은 자연스럽게 흔든다.
- 지루하지 않게 간단한 대화나 노래를 부르며 걸으면 좋다.

상생의 원리로
질병을 치료한다

오장육부가 건강하게 정상적으로 작동될 때 인체는 복원력을 가진다. 이것은 자동차의 핸들을 돌렸다 놓으면 다시 제자리로 돌아가는 것과 같은 이치이다. 예를 들어, 누군가에게 이식을 해주기 위해 자신의 간장 일부를 떼어내면 시간이 지나 새로운 간장조직으로 채워진다. 건강한 사람의 헌혈도 마찬가지다. 심지어 어떤 사람은 헌혈 후 오히려 몸이 가벼워지는 느낌을 받거나 몸의 불편한 증세가 없어지기도 한다. 이런 현상은 건강한 우리 몸은 상처를 입었을 때 이를 회복하려는 능력이 정상일 때보다 더 활성화되기 때문이다.

이렇듯 인체가 가진 신비한 능력을 동양의학적으로 살펴보자.

자연에서는 오행 중의 어느 하나가 약해지면 상생(相生)의 전 단계에서 기운을 보충받는다. 예를 들면, 불이 꺼질 때에는 목생화(木生火)에 따라 나무를 보충하고, 자라는 나무가 마르면 수생목(水生木)에 따라 물을 대주는 식이다. 위에서 언급한 인체의 복원력도 오장이 약해지거나 질환이 생겼을 때 인체 스스로 질병을 치료할 수 있는 힘이 된다. 이것은 아기가 아프면 엄마의 건강을 개선하여 질 좋은 모유를 수유하고 아기를 돌보는 능력을 키우는 이치와 같은 자연적인 치료법이다.

즉, 우주를 구성하고 있는 목(木), 화(火), 토(土), 금(金), 수(水)의 다섯 가지 기운인 오행은 서로 간에 조화를 이루기 위해서 상생(相生)과 상극(相剋)의 관계로 부족한 부분을 채우고 지나친 것을 제어하는데, 이 중 상생의 원리가 인체에서 질병 치료에 응용이 되는 것이다. 그러나 이 방법으로 질병을 완전 치료할 때까지는 충분한 시간이 필요하다. 우리 몸의 적혈구 생존 기간이 4개월이므로 그 배수에 따라 4개월, 8개월, 12개월… 때로는 수년, 수십 년에 걸친 인내의 시간이 걸릴 수도 있다(부록 오행의 상생 상극 참조).

장부 간 상생의 작용원리는 다음과 같다.

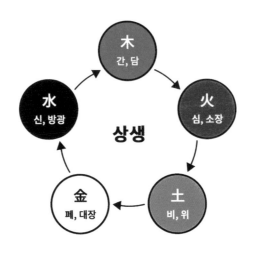

상생

간장과 심장 : 목생화(木生火)

자연에서는 목의 기운이 화의 기운을 살리는데, 나무가 자신을 불태워 불을 일으키는 현상이다. 인체에서는 간장과 담낭이 목(木)에 귀속되고 심장과 소장이 화(火)에 귀속되므로, 생리적 관계에서는 간혈(肝血)이 충족해야 혈맥(血脈)을 담당하는 심장을 돕는다. 이것은 500g의 조직과 1kg의 혈액으로 이루어져 있는 간장이 인체 혈액의 10%를 모아두고 있는 저장고로서, 심장으로 보내는 혈액의 양을 조절하여 심장의 활동이 편하도록 돕는다는 의미이다. 따라서 심장에 질병이 생기면 간장의 기운을 북돋워준다. 이런 원리를 인체에서 살펴보면 다음과 같다.

- 간장은 1분에 1.6L의 혈액을 순환시키는데, 이러한 순환은 심장이 담당하는 전신 순환의 기본이 된다.
- 인체는 심장에 의한 전신순환이 약해지면 이를 돕기 위해 혈압을 높이려는 노력으로 간장에서 혈압 조절 물질인 앤지오텐시노겐(angiotensinogen)을 합성한다.
- 심장과 표리관계에 있는 소장도 간장과 담낭의 도움이 있어야 소화가 잘 된 음식물을 전달받는다.
- 소장에서 발생하는 독소를 문맥을 통해 간장에서 흡수하므로 간장의 해독 기능이 좋아져야 건강한 장내환경이 유지된다.
- 쓴맛은 심장에 귀속되는데, 간장의 분비물인 담즙의 쓴맛은 심장의 흥분을 가라앉힌다.
- 간장에 귀속되는 혈관의 평활근이 약해지면 동맥경화가 생긴다.

심장과 비·위장 : 화생토(火生土)

자연에서는 화의 기운이 토의 기운을 살리는데, 모든 것이 타버리면 재가 되고 그 재는 흙(土)이 되므로 불은 흙을 만든다는 의미이다. 인체에서는 토에 비·위장이 귀속되므로, 생리적 관계에서는 심장(火)의 따뜻한 기운이 비·위장의 소화 작용을 돕는다. 즉, 심장의 활동이 왕성해지면 체온이 오르고, 포도당을 태우는 연소 작용도 왕성해져서 다량의 에너지를 공급하여 먹은 음식을 잘 삭히는 작용을 한다. 따라서 비·위장에 질병이 생기면 심장의 기운을 북돋아 준다.

- 심장에 열이 많은 양인(陽人)이나 젊은 사람들은 소화가 잘 된다.
- 옛 의학서에 '비오습(脾惡濕)'이라는 말은 비장에 습이 생기면 기능에 장애가 발생한다는 뜻인데, 장마철에 소화기관에 문제가 많이 생기는 것으로도 이해할 수 있다. 이것은 심장의 따뜻한 기운이 비장에 전달되지 않아서 생기는 것이다.
- 심장에 귀속되는 탄 냄새의 음식(예:누룽지)은 소화를 돕는다.
- 한약재에서 심장에 귀속되는 쓴맛의 영지, 익모초나 고미건위(苦味健胃)제인 황련, 용담 등은 위장 기능을 도와준다.

비·위장과 폐장 : 토생금(土生金)

자연에서는 토의 기운이 금의 기운을 살리는데, 흙(土)이 굳어서 광물, 금, 다이아몬드 등의 광물질(金)을 생성한다는 의미이다. 인체에서는 폐장과 대장이 금에 귀속되므로, 생리적 관계에서는 비·위장(土)이 소화, 흡수시킨 영양물질이 폐장의 생리활동을 돕는다는 뜻이다. 폐장은 우리 몸에서 중요한 호흡을 담당하고,

각 장부에 기운을 나누어주며 탁한 기운과 수분을 몸 밖으로 내보내는 등의 많은 역할을 하는데 이때 비·위장에서 공급해준 영양분을 사용한다. 따라서 폐장에 질환이 생기면 비·위장의 기운을 북돋아 준다.

- 만성적 피부질환인 습진, 아토피, 건선 등은 비·위장이 약해 영양이 제대로 전달되지 못하는 것이 큰 원인이다. 또한 췌장이 망가진 질환이 당뇨인데, 당뇨 환자의 피부 상태가 나쁜 이유이기도 하다. '잘 먹고 죽은 귀신이 때깔도 좋다'는 속담에도 잘 나타난다.
- 폐장이 약해서 생기는 비염, 축농증, 편도선염, 천식, 폐결핵 등은 환자의 영양 상태가 개선되면 치료 효과가 높아진다.
- 노인이 되어 이유 없이 기관지에 가래가 생기는 것은 비·위장 기능이 약해져서 담(痰)이 생기기 때문인데, 비·위장 영양소인 효소를 복용하면 좋아진다.
- 나이가 들면서 식사할 때마다 콧물을 흘리는 사람들이 있다. 이것은 몸이 냉해져 폐장에 모인 한기(寒氣)가 식사 때 나오는 것이다.
- 감기에 걸리면 밥맛이 없고 식사를 못 하는 이유가 폐장 질환인 감기 치료를 위해 비·위장의 기운을 다 가져다 쓰기 때문이다.
- 폐장과 표리관계에 있는 대장도 비·위장에서 잘 소화된 음식이 도달해야 편안하다.

폐장과 신장 : 금생수(金生水)

자연에서는 금의 기운이 수의 기운을 살리는데, 미네랄을 뜻하는 금(金)의 성분이 많이 녹아 있는 물이 좋은 물이다. 유명 약수터의 물이나 깊은 바닷속의 물에는 미네랄이 다량 함유되어 있다. 인체에서는 수(水)에 신장과 방광이 귀속되는데, 수분을 아래로 내리고 노폐물을 신장을 통해 내보내는 폐장(金)의 숙강(肅降)작용이 신장을 돕는다는 의미이다. 따라서 신장에 질환이 생기면 폐장의 기운을 북돋는다.

• 인체에서 혈액과 조직세포는 모두 약알칼리성을 띠어야 건강한데, 이산화탄소의 비율이 높아지면 산성으로 기울고 중탄산이온 비율이 높아지면 알칼리성을 띠게 된다. 폐장은 호흡을 통해 이산화탄소의 농도를 조절하여 중탄산이온의 배설작용을 하는 신장을 돕는다.

• 피부는 폐장이 주관하고 골수는 신장이 주관하는데, 피부가 비타민 D 합성을 해야 골수를 통해 뼈의 생성을 도울 수 있다.

• 대장의 주된 기능 하나가 음식물에 남은 수분을 재흡수하는 것인데, 흡수된 수분은 신장을 통해 배설된다.

• 대장에서의 미네랄 흡수는 신장을 튼튼히 한다. 즉, 인체에서 정상적인 미네랄의 농도는 인체의 삼투압을 바로잡아 신장의 기

능을 정상화시킨다.

• 신장에 귀속되는 여성의 질 내에는 유산균을 비롯한 정상 세균총이 건강을 유지하는데, 질 유산균의 이동 경로는 대장 → 항문 → 질이므로 건강한 장내의 세균총이 질을 건강하게 한다.

신장과 간장 : 수생목(水生木)

자연에서는 수의 기운이 목의 기운을 살리는데, 물이 나무에 영양을 공급해 생장을 돕는 이치다. 인체의 생리적 관계에서는 신장과 방광(水)이 각종 노폐물을 배출하고 혈액 순환의 압력을 조절함으로써, 해독작용을 하고 문맥순환을 하는 간장(木)의 기능에 도움을 준다. 따라서 간장에 질환이 생기면 신장의 기운을 북돋아 준다.

• 간장에 풍부한 효소의 활성화나 단백합성 과정에는 꼭 수분이 필요하다.
• 식당에서 육류를 섭취할 때 소금에 찍어 먹거나 소금이 포함된 장에 찍어 먹는 것은 소금이 고기를 부드럽게도 하지만 신장에 속하는 짠맛이 육류를 소화시키는 담즙의 분비를 촉진하기 때문이다.

- 동양의학에서 신장이 허약해져서 생기는 '신음허(腎陰虛)'는 간장 허열(虛熱)의 주원인이 되어 간장의 기능을 약하게 한다.

- 신장 기능이 좋아야 조혈호르몬(Erythropoietin)이 잘 분비되어 혈액이 잘 만들어지고, 이는 혈액을 저장하는 간장의 영양에 도움이 된다.

- 술을 좋아하는 남성들은 간혹 취한 상태에서 성관계를 갖는 일이 있다. 이 행위는 수생목의 원리로 볼 때 아주 위험하다. 음주 후에는 간장의 해독작용을 위해 신장의 힘이 필요한데, 성행위는 신장의 정기를 소모시키므로 신장과 간장 모두가 위험하다. 특히 나 음주 상태에서 비아그라 등을 복용하고 성행위를 하는 것은 자신의 생명을 단축시키는 지름길이다.

오장의 관리

상생의 원리가 어떻게 인체에서 응용이 되고 질병 치료에 도움이 되는지에 대해서는 '상생의 원리로 질병을 치료한다'라는 글에서 정리해 보았다. 이어서 각 장부의 기운을 북돋는 방법과 오장을 건강하게 유지할 수 있는 음식, 추천 영양소 등에 대해 알아보고자 한다. 각 장부가 주관하는 우리 몸의 부위들은 부록의 오행 배당표와 장부 경락을 바탕으로 한 것이다.

간장의 관리

간장은 木에 속하는 장부로서 눈, 목 부위(갑상선, 편도선), 근육, 인대, 잇몸, 고관절 등을 주관하므로 이 부위들의 건강과 관련되어 있다.

• 눈의 피로를 풀어주고 푸른 숲을 즐겨 보면 좋다. 컴퓨터의 장시간 사용은 간장의 기운을 약하게 한다.

• 근육과 인대의 힘을 기르는 것이 도움이 된다. 그러나 무리한 근육운동이나 육체적 노동은 오히려 부담이 된다.

• 분노(怒)의 감정은 간장을 약하게 하므로 주의해야 한다.

• 직업적으로 목을 많이 사용하는 사람(교사, 가수 등)은 간장의 기운이 많이 소모되므로 관리에 힘써야 한다.

• 폭넓고 부드러운 인간관계를 유지하고자 인내하며 참는 행위는 간장의 기운을 많이 소모시킨다.

• 기름진 음식의 과도한 섭취는 담즙을 많이 소모하므로 좋지 않다.

• 간장이 약해지면 바람을 싫어하게 된다.

① 도움이 되는 음식
• 미나리, 시금치, 브로콜리 등의 녹색 채소
• 신맛(식초, 신 김치, 부추, 신맛의 과일, 닭고기 등)의 음식
• 고소한 맛(잣, 땅콩, 깨, 깻잎 등)의 음식
• 누린 냄새의 음식

② 좋지 않은 음식
간장은 화학물질을 잘 분해하지 못하므로 자연스럽지 않은

것은 독이 된다. 따라서 방부제, 표백제, 색소, 환경 호르몬 등의 식품 첨가물이 들어간 음식이나 효소가 없는 인스턴트식품, 냉장 음식 등이 나쁘다.

③ 추천 영양소

실리마린, 베타인, 아르기닌, 옥타코사놀, UDCA, 울금, 레시틴, 루테인, 글루타치온, 비타민 A, 비타민 C, 비타민 B군, 마그네슘, MSM, 구연산, 테아닌, 효소제, 스피루리나, 오메가 3

심장의 관리

심장은 火에 속하는 장부로서 혀, 혈액, 혈관, 얼굴, 팔꿈치 등을 주관한다.
• 혈액순환과 관련된 운동이 좋다.
• 심장이 주관하는 기쁨(喜)의 감정은 너무 격하면 오히려 심장을 약하게 하므로 주의해야 한다.
• 스트레스에 영향을 가장 잘 받는 장부이므로 마음 관리를 잘해야 한다. 흔히 얘기하는 '화병'의 원인이 된다.
• 표리관계인 소장의 건강을 위해서는 소식과 규칙적인 식사가 좋다.

• 더운 열기(불 앞에서 하는 일 등)는 심장에 부담이 된다.

   ① 도움이 되는 음식

• 홍국, 수수, 비트, 딸기, 홍고추, 선지 등 붉은색의 음식

• 쓴맛(씀바귀, 고들빼기, 자몽, 커피, 영지, 녹차, 술 등)의 음식

• 탄 냄새, 불냄새의 음식

   ② 추천 영양소

   코엔자임 Q10, 오메가 3, 크릴오일, 마그네슘, 칼슘, 카르니틴, 베타카로틴, 아르기닌, 엽산, 나토키나제, 은행잎 제제, 우황청심환, 철분

비장의 관리

   비장은 土에 속하는 장부로서 입, 입술, 살, 배, 무릎 등을 주관한다.

• 입은 비장이 주관하므로 입 안을 항상 깨끗이 하고, 규칙적이며 적당히 먹는 식습관으로 비·위장에 무리가 가지 않도록 해야 한다.

• 너무 많은 생각(思)을 하면 위장이 약해지므로 주의해야 한다.

- 잘 때는 비·위장이 쉬어야 하므로 야식은 피해야 한다.
- 식후에는 소화를 돕기 위해 약간의 휴식이 필요하다.
- 장마철 같이 습한 환경은 비장에 부담이 된다.

① 도움이 되는 음식
- 노란색(현미, 기장, 당근, 카레, 고구마, 망고 등)의 음식
- 단맛(쌀, 사탕, 꿀, 양배추, 호박, 고구마, 감초, 소고기 등)의 음식
- 화한 냄새(박하사탕, 마늘 등)의 음식

② 추천 영양소
비타민 B군, 비타민 U, 포도당, 매스틱, 효소제, 양배추즙

폐장의 관리

폐장은 金에 속하는 장부로서 코, 기관지, 피부, 항문, 손목 등을 주관한다.
- 코를 건강하게 하는 맑은 공기와 좋은 냄새를 맡는 것이 도움이 된다.
- 땀을 적당히 흘려 피부를 단단하게 한다.
- 근심(憂)과 슬픔(悲)의 감정이 폐장을 약하게 하므로 주의해

야 한다.

• 불규칙적인 식사 습관이나 과식, 폭식 등으로 대장에 노폐물이 쌓이지 않도록 해야 한다.

• 건조함을 싫어하므로 적절한 습도를 유지해야 한다.

　① 도움이 되는 음식

• 흰색(배, 도라지, 마, 무, 흰콩 등)의 음식

• 매운맛(고추, 파, 겨자, 김치, 생강, 수정과, 와사비, 말고기 등)의 음식

• 비린 냄새(생선, 조개류 등)의 음식

　② 추천 영양소

　비타민 D, 베타카로틴, 오메가 3, 아미노산, 실크펩타이드, 유산균, 올리고당, 식이섬유, 금

신장의 관리

　신장은 水에 속하는 장부로서 귀, 자궁, 난소, 전립선, 고환, 등, 허리, 발목, 장딴지, 뼈, 이빨, 골수 등을 주관한다.

- 귀를 호강시키는 좋은 음악과 소리는 신장에 좋다. 또한 귀 마사지는 신장에 기운이 나게 하고 몸의 대사순환에도 좋다.
- 신장의 기운은 밤에 만들어지므로 밤의 활동을 자제해야 한다.
- 1일 2L의 물을 마신다.
- 두려움, 공포(恐)의 감정은 신장을 약하게 하므로 주의해야 한다.
- 냉한 환경은 신장에 부담이 된다.

① 도움이 되는 음식
- 검은색(서리태, 쥐눈이콩, 흑미, 숯 등)의 음식
- 짠맛(소금, 해초류, 젓갈류, 해산물, 돼지고기 등)의 음식
- 고린 냄새, 구린 냄새(된장, 청국장, 조선간장 등)의 음식

② 추천 영양소
비타민 E, 비타민 K, 비타민 D, 미네랄, 아연, 마카, 쏘팔메토, 죽염, 오메가 3, 감마리놀렌산, 은, 식용 숯

부록

오행 배당표

오행(五行)	목(木)	화(火)	토(土)	금(金)	수(水)
오계(五季)	봄[春]	여름[夏]	장마[長夏]	가을[秋]	겨울[冬]
오기(五氣)	풍(風)	열(熱)	습(濕)	조(燥)	한(寒)
오색(五色)	청(靑)	적(赤)	황(黃)	백(白)	흑(黑)
오미(五味)	신맛(酸)	쓴맛(苦)	단맛(甘)	매운맛(辛)	짠맛(鹽)
육장(六臟)	간(肝)	심(心)/심포(心包)	비(脾)	폐(肺)	신(腎)
육부(六腑)	담(膽)	소장(小腸)/삼초(三焦)	위(胃)	대장(大腸)	방광(膀胱)
오규(五竅)	눈[目, 眼]	혀[舌]	입[口]	코[鼻]	귀[耳]
오주(五主)	힘줄[筋腱]	피(血)	기육(肌肉)	피모(皮毛)	골수(骨髓)
오지(五志)	노(怒)	희(喜)	사(思)	우(憂)/비(悲)	공(恐)
오성(五聲)	외침[呼]	웃음[笑]	노래[歌]	곡(哭)	신음[呻]
오화(五華)	손발톱[爪甲]	얼굴[面]	입술[脣]	모(毛)	발(髮)
오로(五勞)	걷기[行]	보기[視]	앉기[坐]	눕기[臥]	서기[立]
오액(五液)	눈물[淚]	땀[汗]	침[涎]	콧물[涕]	침[唾]
오변(五變)	악(握)	우(憂)	얼(噦)	해(咳)	율(慄)
오향(五香)	누린내[臊]	탄내[焦]	화한내[香]	비린내[腥]	썩은내[腐]
오정(五精)	혼(魂)	신(神)	의(意)	백(魄)	지(志)
나무	잎	꽃	줄기	열매	뿌리

오행(五行)의 상생(相生) 상극(相剋)

자연의 다섯 가지 기운인 목(木), 화(火), 토(土), 금(金), 수(水)의 오행은 끊임없이 운동하며 서로 균형을 유지하여 만물의 조화를 이룬다. 균형을 유지하기 위해서 오행은 상호간에 상생(相生)과 상극(相剋)의 관계를 갖게 되는데, 여기서 상생(相生)은 어느 한쪽이 다른 한쪽을 돕는 관계를, 상극(相剋)은 한쪽이 다른 한쪽을 억제하거나 과다한 부분을 통제하여 다시 조화로움을 찾아주는 관계를 말한다.

동양의학에서는 인간을 소우주(小宇宙)로 인식하고 이러한 오행사상을 인체의 오장(五臟) 즉, 간장, 심장, 비장, 폐장, 신장에 적용했는데, 이들이 자연의 기운과 어우러져 조화로움을 유지하는 것이야말로 질환을 예방하고 치료하며 원인을 찾아 갈 수 있는 건강법이라 할 수 있다.

이 중에서 상생(相生)은 순리적인 질서를 의미하며 '돕는다, 낳는다'라는 의미로, 하나의 기운이 발산되면 그 기운을 받은 다음 기운 역시 발산을 통해 그다음 기운을 키운다는 원리이다.

상극(相剋)관계는 억제와 제약의 관계이지만 정상적이고 생리적인 관계로, '누군가가 누구를 이긴다'라는 개념이 아니라 인체의 균형을 유지하기 위해서 조화롭게 조절하는 것이다. 때문에 생(生)하는 것은 좋은 것이고 극(剋)하는 것이 무조건 나쁜 것이 아니다. 나쁜 기운은 오히려 극을 해야 정상적인 관계를 이룰 수 있다.

족궐음간경

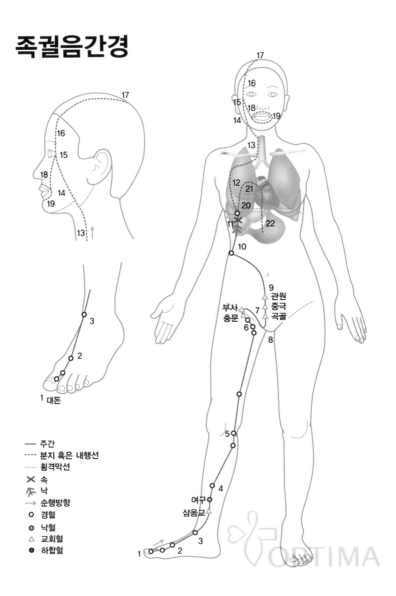

17

16
15 18
14 19
13 ↑

3

2

1 대돈

16
15
14
13

17

16
18
15
14 19

13

12 21
20
11 22

10

9 관원
7 중극
부사 곡골
충문 6
8

5

4
여구
삼음교

3
1 2

— 주간
---- 분지 혹은 내행선
⋯⋯ 횡격막선
✕ 속
🖎 낙
→ 순행방향
○ 경혈
◉ 낙혈
△ 교회혈
● 하합혈

사내교육용 제작 : 옵티마케어 학술팀 (문의· 1588-765●)

족소양담경

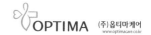

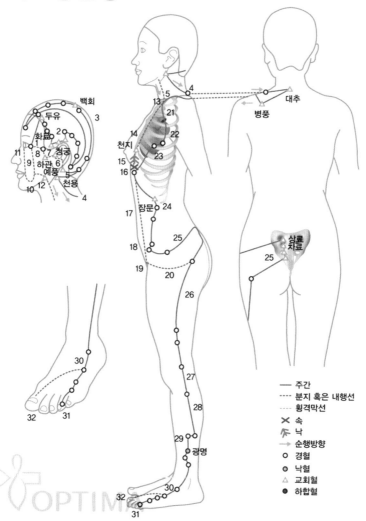

백회
두유
화료
정궁
하관
예풍
천용
11
8 7
1
9 6
2
5
10 12
3
4

4
5
13
21
14
22
천지
23
15
16
잠문
17
24
18
25
19
20
26
27
28
29
광명
30
32
31

대추
병풍
상료
차료
25
30
32
31

- 주간
----- 분지 혹은 내행선
----- 횡격막선
✕ 속
낙
→ 순행방향
○ 경혈
◉ 낙혈
△ 교회혈
● 하합혈

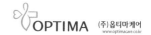

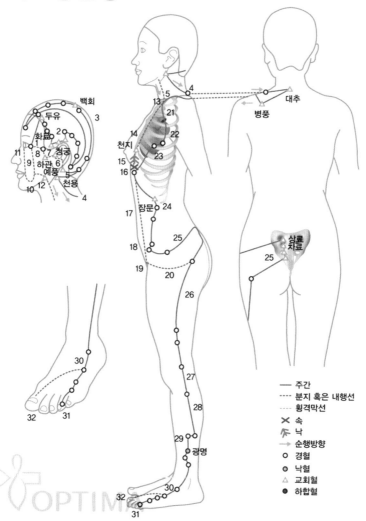

수궐음심포경

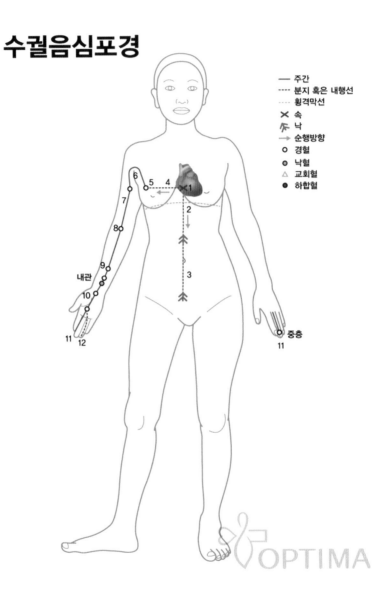

OPTIMA (주)옵티마케어
www.optimacare.co.kr

- —— 주간
- ---- 분지 혹은 내행선
- ······ 횡격막선
- ✕ 속
- ⚡ 낙
- → 순행방향
- ○ 경혈
- ◎ 낙혈
- △ 교회혈
- ● 하합혈

내관

중충

11

수소양삼초경

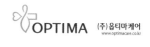

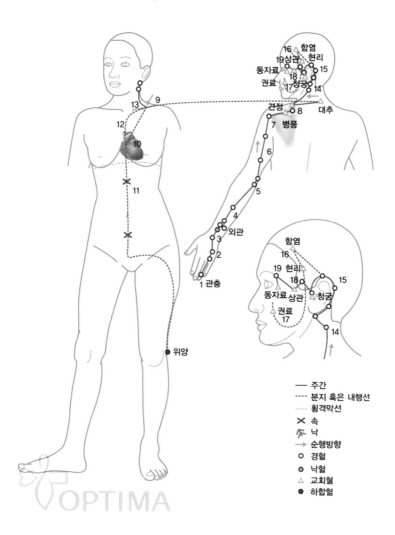

함염
16
19 상관   현리
동자료   18   15
권료   17 청궁   14
견정   8 대추
7 병풍
6
5
4
외관
3
2
1 관충

13 9
12
10
11

위양

함염
16
19 현리
18
동자료   상관   15
권료   청궁
17
14

— 주간
---- 분지 혹은 내행선
---- 횡격막선
✕ 속
🜨 낙
→ 순행방향
○ 경혈
◉ 낙혈
△ 교회혈
● 하합혈

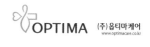

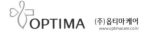

족태음비경

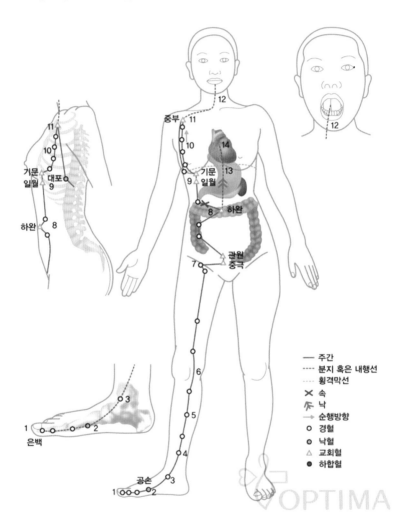

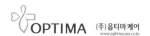

족양명위경

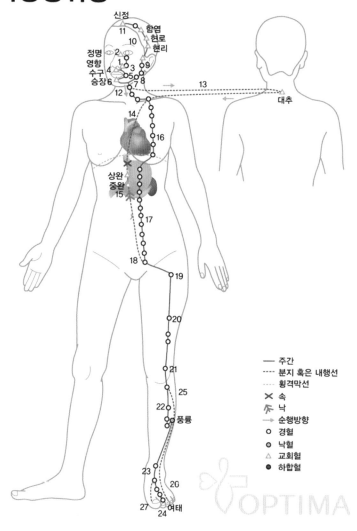

신정
11
함염
10   현로
현리
정명   2
영향   1   9
수구   4 3
승장 6 5
        7 8
        12
13   대추

14

16

상완
중완
15

17

18
        19

        20

        21

        25
22   풍륭

23   26

27   여태
    24

주간
분지 혹은 내행선
횡격막선
X 속
낙
순행방향
○ 경혈
◎ 낙혈
△ 교회혈
● 하합혈

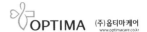

수태음폐경

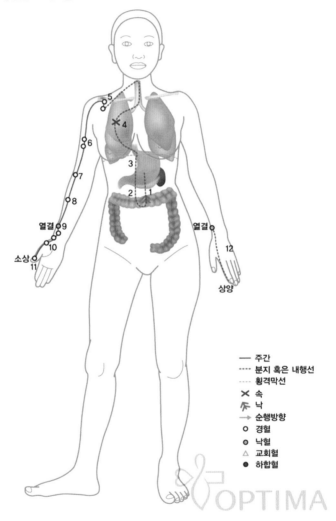

- 열결 9
- 소상 11
- 열결 12
- 상양

──	주간
·····	분지 혹은 내행선
----	횡격막선
✕	속
⚡	낙
→	순행방향
○	경혈
◎	낙혈
△	교회혈
●	하합혈

수양명대장경

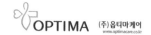

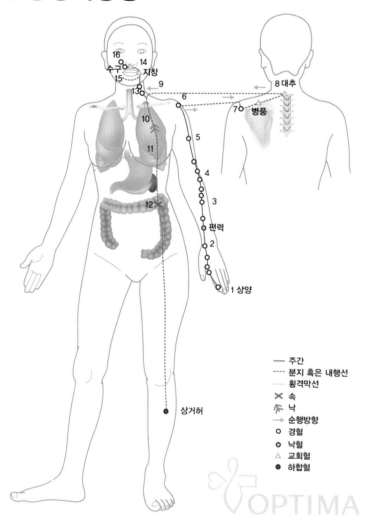

——	주간
······	분지 혹은 내행선
- - -	횡격막선
✕	속
⚡	낙
→	순행방향
○	경혈
◉	낙혈
△	교회혈
●	하합혈

족소음신경

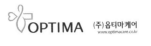

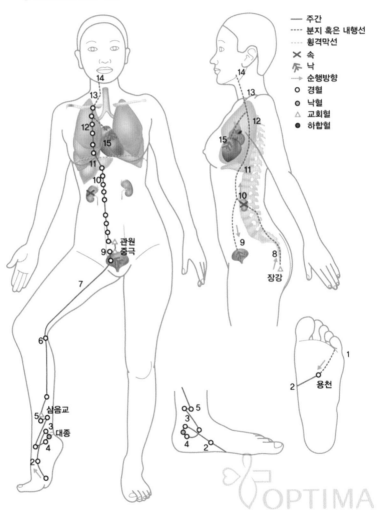

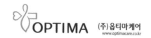

족태양방광경

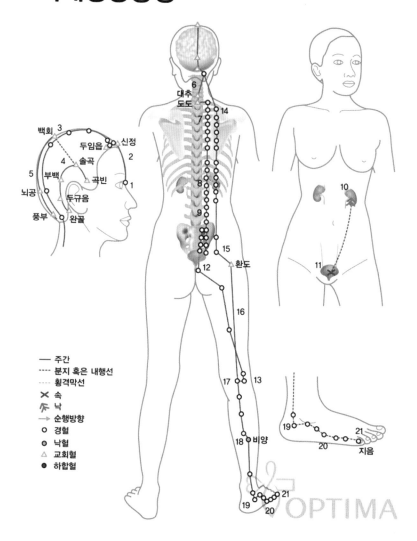

수소음심경

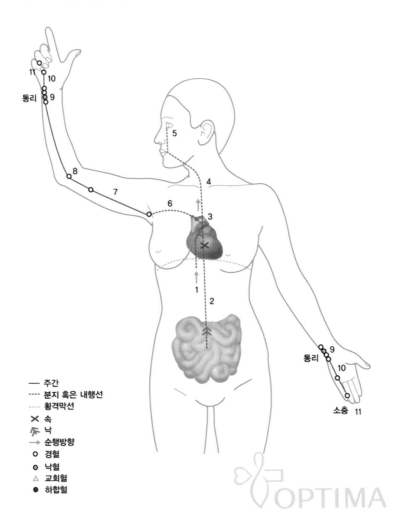

사내교육용 제작 : 옵티마케어 학술팀 (문의: 1588-76

수태양소장경

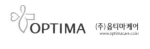

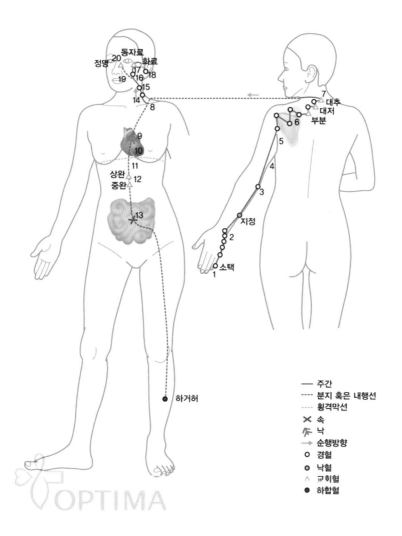

——	주간
----	분지 혹은 내행선
----	횡격막선
✕	속
⋏	낙
→	순행방향
○	경혈
◉	낙혈
⋀	교회혈
●	하합혈

참고 문헌

황제내경(BC 722~221) | 작가 미상

동의보감(1613) | 허준

동의수세보원(1894) | 이제마

환자혁명(2017) | 조한경 | 에디터

열독을 풀면 오래된 병도 낫는다(2018) | 최용선 | 라의눈

약 안 쓰고 아이 키우기(2016) | 김요진 | 에디터

등면역(2019) | 서재걸 | 블루페가수스

공복 최고의 약(2019) | 아오키 아츠시 | 청홍

내 몸을 살리는 역설 건강법(2013) | 김홍경 | 북이십일 21세기북스

사람을 살리는 음식(2015) | 최철한 | 라의눈

의사는 수술받지 않는다(2012) | 김현정 | 느리게읽기

강약중강약(2017) | 황세진, 정혜진 | 알마출판사

김또순의 육기체질-상(2015) | 김또순 | 육기체질학회

인슐린 건강학(2009) | 진철 | 알에이치코리아

알기 쉬운 사상의학(1993) | 송일병 | 사상사

동서의학원론(1996) | 김창욱 | 온누리건강

한의학 생활혁명(2009) | 정창환 | 도술

옵티마케어(edu.optimacare.co.kr)

SBS스페셜 0.2평의 기적 | 나은희 | (주)웅진씽크빅